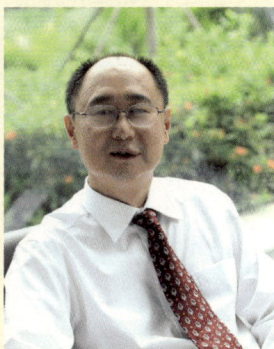

王一飞

　　暨南大学教授、博士生导师，生物医药研究院副院长，广州暨南生物医药研究开发基地主任，"新世纪百千万人才工程"国家级人选，广东省高校"千百十工程"计划人选，享受国务院特殊津贴专家，中国生物医学工程学会常务理事，广东省生物医学工程学会理事长。主要从事抗肿瘤创新药物的发现及药理学研究、抗病毒创新药物的发现及药理学研究、基因工程创新药物研究等。主持、完成国家"十二五"科技支撑计划、国家"863"计划、国家自然科学基金、2011年"国家重大新药创制"项目、广东省国际合作项目等50余项。

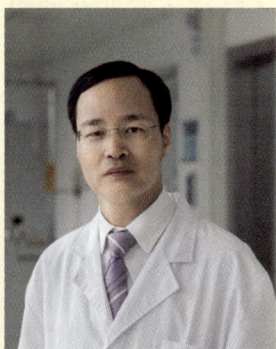

任　哲

　　暨南大学副研究员、硕士生导师，广州暨南生物医药研究开发基地技术总监，广东省生物医学工程学会副秘书长，广东省生物物理学会理事。主要从事基因工程蛋白药物和抗病毒、抗肿瘤药物研究开发。承担国家、省部级科研项目10余项，申请发明专利30余项，发表学术论文50余篇。

编 委 会

汤阴北艾的研究开发与应用

张玉峰题

王一飞　任　哲◎主编

胶艾四物汤

[组成] 阿胶、当归、白芍、炙甘草、艾叶、川芎各5g……

[功效] 可益气补血、冲……所致的崩漏过多……

[用法] 将上……阿胶烊化。分……

艾叶粥

[组成] 艾叶10g，大米100g，白……

[功效] 可温经止血、散寒止痛，适用于……瘤，下腹冷痛，月经不调，经行腹痛，带……

[用法] 将艾叶择净，放入锅中，加清水适……泡5～10分钟后，水煎取汁，加大米煮至……沸入白糖，再煮一、二沸即成，每日1剂……间入白糖……艾叶莬丝子宫……

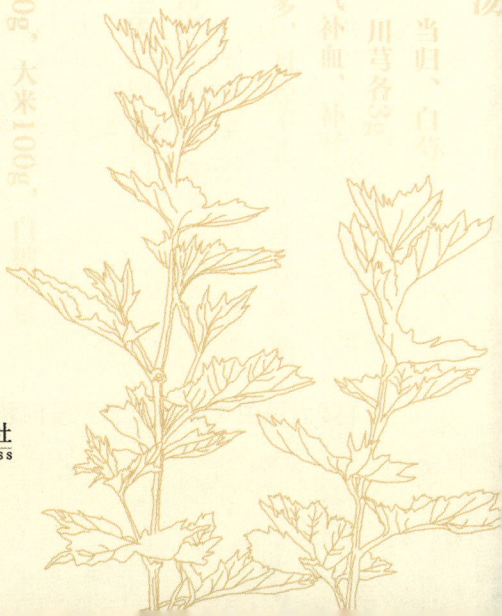

暨南大学出版社
JINAN UNIVERSITY PRESS

中国·广州

图书在版编目（CIP）数据

汤阴北艾的研究开发与应用/王一飞，任哲主编. —广州：暨南大学
出版社，2021.5
ISBN 978 - 7 - 5668 - 3144 - 6

Ⅰ.①汤…　Ⅱ.①王…②任…　Ⅲ.①菊科—药用植物—研究
Ⅳ.①R282.71

中国版本图书馆 CIP 数据核字（2021）第 081404 号

汤阴北艾的研究开发与应用
TANGYIN BEIAI DE YANJIU KAIFA YU YINGYONG
主　编：王一飞　任　哲
··

出 版 人：张晋升
策　　划：黄圣英
责任编辑：雷晓琪　詹建林
责任校对：黄　球　王燕丽
责任印制：周一丹　郑玉婷

出版发行：暨南大学出版社（510630）
电　　话：总编室（8620）85221601
　　　　　营销部（8620）85225284　85228291　85228292　85226712
传　　真：（8620）85221583（办公室）　85223774（营销部）
网　　址：http：//www.jnupress.com
排　　版：广州尚文数码科技有限公司
印　　刷：深圳市新联美术印刷有限公司
开　　本：787mm×1092mm　1/16
印　　张：13.25
字　　数：230 千
版　　次：2021 年 5 月第 1 版
印　　次：2021 年 5 月第 1 次
定　　价：69.80 元

序 一

中医药学是中华文化瑰宝之一，是中华民族5 000年文明历史的重要结晶。中医药学作为一种传统医学体系在世界上保存最为完整，其积淀博大精深、无与伦比。

我在2013年5月于北京举行的中国健康论坛暨高效中药推广会议上，曾针对方舟子等人诋毁中医药学的谬论发表了题为"中医药发展的春天就要到来"的报告，2018年广州的第三届中医师承拜师大会上，我又做了一次同样的报告。去年新型冠状病毒肺炎流行期间，有多个网站发表了我这个报告。我之所以这么讲，一方面因我出生在中医世家，对中医药有着比较深入的了解；另一方面，我的学科背景是生物化学专业微生物专门化，并做过抗生素的研发。几十年的科研经历让我发现，中医药同西医药此"消"彼"长"的过程与抗生素的发现和兴起直接相关。如今抗生素的抗药性日趋严重，西医药发展的动力大为下降。

作为造福中国人民5 000年的中医药学，曾经在世界1/4人口的延续和发展中发挥了重要作用。面对医药学发展的新形势，特别是中国的崛起，中医药正迎来越来越多的国家及其人民的关注与青睐。2015年10月屠呦呦发现青蒿素获诺贝尔奖就是新的例证和转机。特别是去年中国在抵抗新型冠状病毒肺炎的感染与治疗中，中医药的显效和作用，让人们更看好中医药，中医药的春天已经到来。

2016年国务院《中医药发展战略规划纲要（2016—2030年）》和《"健康中国2030"规划纲要》，2017年7月1日《中华人民共和国中医药法》正式颁布实施，标志着中医药事业发展上升为国家战略并迈入法治化轨道。当然，中药材是中医药事业传承和发展的物质基础，而道地药材是我国传统优质药材的代名词。由此，为提升中药材质量、促进中医药产业发展、满足人民群众健康生活的需要，《汤阴北艾的研究开发与应用》应运而生。

艾草，最早见于《诗经》，在我国已有3 000多年应用历史，自古被认为是预防和治疗疾病的神仙药草："艾，医家用灸百病，故曰灸草"，"万病能治，百灸无病"，"奇艾急病，靡身挺烟"，"七年之病，求三年之艾"，"五月五日，采艾以为人，悬门户上，以禳毒气"。

我国艾草种类繁多，分布范围极广。随着古代名医的推崇和医学典籍的记载，艾草在其应用历史过程中形成具有道地属性的四大名艾：北艾、海艾、蕲艾和祁艾。最早记录艾草道地产地的是宋代苏颂的《本草图经》："艾叶，旧不著所出州土，但云生田野。今处处有之，以复道者为佳。云此种灸病尤胜。"明代李时珍《本草纲目》亦载："宋时以汤阴复道者为佳，四明者图形。近代惟汤阴者谓之北艾，四明者谓之海艾。"汤阴北艾位居四大名艾之首，2019年被列为"地理标志保护产品"。

汤阴北艾又名"伏道艾"，有一历史典故佐证：春秋战国时期，名医扁鹊途经汤阴，秦太医李醯妒忌扁鹊，派人伏于道旁杀之，该镇因此得名伏道镇。当地人将扁鹊埋葬于此，墓前设庙，庙旁广植艾草。南宋文学家楼钥《北行日录》则载："过伏道，望扁鹊墓，前多生艾，功倍于他艾。"诗人范成大亦有诗云："艾求真伏道，穴按古明堂。"汤阴北艾故此又称"伏道艾"。汤阴县位于河南省安阳南段，黄璐琦院士在北艾产地考订中考证了汤阴复道即为汤阴伏道镇。汤阴北艾千百年来不仅被尊为"仙艾"，作为贡品敬献朝廷，民间还将之作为珍品陪嫁。

道地药材承载着中医药文化的精髓，《汤阴北艾的研究开发与应用》一书，在现代文献和实验研究的基础上，围绕道地药材汤阴北艾的历史文化传承，联系中药现代化研究成果，立足继承和创新发展，全面论述了汤阴北艾的历史沿革、现代化种植管理、生物活性成分与现代加工技术、现代药理研究以及现代新产品的开发与应用。本书的出版，为建设艾草科学种植、管理的标准化、规模化、集约化提供了理论依据，对艾草精深加工相关新技术、新产品的研究、开发与应用亦具有重要指导意义，有助于全面推动艾草产业种植、加工、高新技术产品开发及文旅康养服务规范化等全链条产业体系升级，从而实现三产联动，协同推进中医药事业和产业融合高质量发展。同时，汤阴北艾的基础理论研究和创新技术开发与应用，还有助于中国传统道地药材的科学发展，促进中医药与世界医学的交流，从而增强中医药文化的影响力。

任玉岭

2021 年 2 月 20 日

作者系著名经济学家，第九、第十届全国政协常委，原国务院参事，国家教育咨询委员会委员。

序 二

艾草是一种常见的植物，生长于祖国大江南北，它的使用，在我国有着悠久的医学和文化传统。艾灸疗法历史悠久，广泛运用于中医药医疗保健并在世界上有重大影响，在最近新型冠状病毒肺炎疫情中，古老艾灸发挥了重要作用。

在我国，无论是南方还是北方很早就有使用艾灸的习惯。《庄子》云："越人熏之以艾。"成书不晚于战国时期，被誉为我国现存第一部方书的《五十二病方》中有将艾草燃烧的艾烟熏烤治疗痔疮的记载。《黄帝内经·素问》第十二篇"异法方宜论"记载："北方者，天地所闭藏之域也。其地高陵居，风寒冰冽，其民乐野处而乳食，脏寒生满病，其治宜灸焫。故灸焫者，亦从北方来。"王冰的注释："火艾烧灼，谓之灸焫。"《三国志·魏志》记载，北方鲜卑人"知以艾灸，烧石自熨"。东晋·葛洪《肘后备急方》记载有艾叶烟熏消毒预防瘟疫传染病，称："以艾灸病人四床角，各一壮，令不相染。"众多书籍记录艾灸起源广泛，渊源已久，民间对艾灸亦有感恩之情。第一个用艾灸治病的人被认为是晋代著名炼丹家葛洪的妻子鲍姑。在《鲍姑祠记》中有所记述，鲍姑"用越岗天然之艾，以灸人身赘疣，一灼即消除无有，历年久而所惠多"。鲍姑深受当地群众爱戴，现今在广州越秀山麓三元宫里，还设有鲍姑殿和她的塑像，并留有楹联两副："妙手回春虬隐山房传医术；就地取材红艾古井出奇方"，"仙迹在罗浮遗履燕翱传史话；医名播南海越岗井艾永留芳"。李时珍亦对艾草极为推崇，其著《本草纲目》记载了艾灸的功用，包括艾叶能"灸治百

1

病"，"艾灸则通透诸经，而治百种病邪，起沉疴之人为康泰，其功亦大矣"，"老人丹田气弱，脐腹畏冷者，以熟艾入布袋兜其脐腹，妙不可言"。艾灸养生保健疗法还传到了日本，被当时的长寿老人接受，他们身体力行，广为宣扬，为当地人民的健康福祉做出了表率。

古人有插艾、食艾、洗艾等习俗。古人认为端午是"恶日"，五月万物复苏，蚊虫流行，病瘟好发，艾草香可辟浊，祛除秽气，端午插艾反映古人祈求平安、禳解灾异的习俗。《荆楚岁时记》："五月五日，采艾以为人，悬门户上，以禳毒气。"农历三月三是食艾最佳的采摘期，清明节前后，人们会采摘新鲜的艾叶做成食物，很多地方现在还保留着吃艾团子的习俗。唐朝孟诜著《食疗本草》介绍了艾叶食用功效："春月采嫩艾做菜食，或和面做馄饨如弹子，吞三五枚，以饭压之，治一切鬼恶气，长服治冷痢。"后世食艾品类更多，如潮汕地区的艾叶炒饭、两湖地区的艾叶糍粑、中原地区的艾叶煎蛋、东北地区的艾叶丸子等。"洗了端午澡，一年身上好"，在湖南等地，端午节有用艾叶洗澡的习俗，名为"洗端午澡"。由此可见，艾在社会民俗中扮演着重要角色。

虽然艾为常见之物，但艾的道地很重要。最早对艾的道地研究是宋朝苏颂《本草图经》，其载："艾叶，旧不著所出州土，但云生田野。今处处有之，以复道者为佳。云此种灸病尤胜。"明代李时珍的《本草纲目》有"汤阴"与"复道"并提。南宋之范成大《揽辔录》载："乾道六年（1170）……壬申过伏道，有扁鹊墓，伏道艾，医家最贵之，十里即汤阴县。"元之葛逻禄乃贤《河朔访古记》："扁鹊庙碑，在汤阴县东南二十里伏道村……墓旁生艾治疾，为天下第一，今每岁充贡云。"汤阴北艾在历史上一直是备受重视的道地艾草，由于种种原因现在"待字闺中"，值得进一步挖掘开发。

王一飞教授是暨南大学教授、博士生导师，他长期从事艾草研究和开发，获得许多令人瞩目的进展。他带领团队编写的《汤阴北艾的研究开发与应用》，从北艾的历史、药理、毒性、艾灸、验方、成方、药膳、开发等多方面进行深入论证，思路清晰，内容丰富，是一本系统研究汤阴北艾的佳作。希望通过对道地艾草开发的研究，提高对道地药材的资源保护、种植生产、综合开发及文化宣传等认识，从而在实践中更好地发挥道地药材作用。

韦贵康

2021 年 2 月 23 日

作者系广西中医药大学终身教授、主任医师及博士生导师，国医大师，世界手法医学联盟主席。

目　录
Contents

绪　论

一　艾草

　　艾草（*Artemisia argyi* Lévl. et Vant），又名艾蒿、医草、灸草等，为菊科多年生草本植物，药食兼用。艾草在我国有 3 000 多年的应用历史，是最为悠久、用途广泛的民俗药材之一。艾草最早出现在《诗经》中："彼采艾兮，一日不见，如三岁兮。"最早记录艾草药用价值的典籍是南朝梁陶弘景的《名医别录》："一名冰台，一名医草。生田野。三月三日采，暴干。"中医学认为艾草辛、苦、温，归肝、脾、肾经。具有温经止血、散寒止痛、调经安胎的作用，为中医妇科常用药物。艾草作为灸法的主体材料，是历代医学家临床实践的选择。现代医学研究也证明艾草具有抗菌、抗病毒、平喘镇咳、祛痰止血及抗凝血、镇静、抗过敏、护肝利胆等作用。

　　艾草应用历史久远，其名在本草典籍中的记载也繁多各异。李时珍的《本草纲目》中有："此草可乂疾，久而弥善，故字从乂，而名艾。"《博物志》："削冰令圆，举而向日，以艾承其影，则得火。"故艾又名"冰台"（《尔雅》亦载）。艾草的其他本草名称还有艾蒿（《尔雅》郭璞注）、医草（《名医别录》）、灸草（《埤雅》）、蕲艾（《蕲艾传》）、家艾（《医林纂要》）、艾蓬、香艾（《中药大辞典》）、五月艾（福建、广东、四川）等。艾草作为药物被正式记载始于南朝梁《名医别录》，而其本草学描述和记录始见于宋代苏颂的《本草图经》。历代本草典籍关于艾草的描述见表 1。

表1　本草典籍中有关艾草物种的描述

典籍	物种描述
《神农本草经》（东汉）	味甘，平。主五脏邪气，风寒温痹，补中益气，长毛发，令黑，疗心悬，少食，常饥。久服，轻身，耳目聪明，不老。生川泽。《名医》曰：生中山，二月采。
《名医别录》（梁）	艾叶，味苦，微温，无毒。主灸百病，可作煎，止下痢，吐血，下部䘌疮，妇人漏血，利阴气，生肌肉，辟风寒，使人有子。一名冰台，一名医草。生田野。三月三日采，暴干。
《新修本草》（唐）	《新修本草》中收录了白蒿和艾叶两种。白蒿的描述与《神农本草经》类似，艾叶与《名医别录》中类似： （1）白蒿，味甘，平，无毒。主五脏邪气，风寒湿痹，补中益气，长毛发，令黑，疗心悬，少食，常饥。久服，轻身，耳目聪明，不老。生中山川泽，二月采。此蒿叶粗于青蒿，从初生至枯，白于众蒿，欲似细艾。 （2）味苦，微温，无毒。主灸百病，可作煎，止下痢，吐血，下部疮，妇人漏血，利阴气。一名冰台，一名医草。生田野。三月三日采，曝干。作煎勿令见风。捣叶以灸百病，亦止伤血。
《食疗本草》（唐）	艾叶，干者并煎者，（主）金疮，崩中，霍乱。止胎漏。春初采，为干饼子，入生姜煎服，止泻痢。三月三日，可采作煎，甚治冷。若患冷气，取熟艾面裹作馄饨，可大如弹子许。
《本草图经》（宋）	艾叶，旧不著所出州土，但云生田野。今处处有之，以复道者为佳。云此种灸病尤胜，初春布地生苗，茎类蒿，而叶背白，以苗短者为佳。三月三日、五月五日采叶曝干，经陈久方可用。
《证类本草》（宋）	同《名医别录》述： 一名冰台，一名医草。生田野。三月三日采，曝干。
《开宝本草》（宋）	别本注云，（艾草）叶似艾叶，上有白毛，粗涩，俗呼为蓬蒿。
《蕲艾传》（明）	艾，叶背白色被毛，叶片宽而柔厚，叶缘齿上有锐尖；花果期9—10月，霜后开始枯萎；产于山阳，采以端午，治病灸疾，功非小补。

（续上表）

典籍	物种描述
《本草纲目》（明）	艾叶本草不著土产，但云生田野，宋时以汤阴复道者为佳，四明者图形。……自成化以来，则以蕲州者为胜，用充方物，天下重之，谓之蕲艾。相传他处艾灸酒坛不能透，蕲艾一灸则直透彻，为异也。
《本草乘雅半偈》（清）	蕲州贡艾叶，叶九尖，长盈五七寸，厚约一分许，岂唯力胜，堪称美艾。生山谷田野间，蕲州者最贵，四明者亦佳。春时宿根再发，布地生苗，如蒿作丛，茎直上，高四五尺，叶四布，具五尖九尖者胜，桠上复有小尖，面青背白，八月叶间复出穗，结花结实，累累盈枝，中有细子，霜后始枯，蓍草类也。
《植物名实图考》（清）	艾，别录，中品。尔雅，艾，冰台。陆玑《诗疏》以蘩为艾草，唐《本草》以为大蓬蒿，叶上有白毛；《诗疏》言刈其蒌，释状甚详，分明两种，《图经》亦辨之。

艾草分布

（一）艾草在我国的地域分布

根据《中国植物志》（第76卷第2分册，北京：科学出版社，1991年）记录，艾草对环境条件要求极低，除极干旱与高寒地区外，分布范围极为广泛，东北、华东、华南等地皆有，几乎遍及全国。艾草多生长在低海拔至中海拔地区的荒地、路旁、河边及山坡等地，也见于森林及草原地区，局部地区为植物群落的优势种。

1. 艾草在古代的分布

在古代，人们用的都是野生艾草，从艾草在古代医学著作中的记录可以分析其当时的主要产地及品质。根据宋代苏颂《本草图经》记载，浙江宁波及鄞县（今鄞州区）附近的"明州""四明"和河南省安阳市汤阴县所辖的"复道"（即伏道）两地所产艾叶质量较高，这是最早提出的艾叶道地之说。到明代，著名医药学家李时珍的故乡湖北蕲春的蕲艾备受推崇。李时珍在

3

《本草纲目》中对上述三种艾叶进行了总结："艾叶本草不著土产，但云生田野。宋时以汤阴复道者为佳，四明者图形。近代惟汤阴者谓之北艾，四明者谓之海艾。自成化以来，则以蕲州者为胜，用充方物，天下重之，谓之蕲艾。"

在一些地方性的医学专著中，也有艾草在其他产地的记载，如陈仁山《药物出产辨》记载了广东、江浙地区出产艾草，广东连州、广西怀集（今属广东肇庆）出产艾绒。祁州（今河北省保定市安国市）所产艾草被称为"祁艾"，自清代以来在我国北方具有一定的优势。

因此在清代晚期之前，汤阴北艾、蕲春蕲艾、明州海艾、祁州祁艾皆是中药史上的道地药材。研究发现四种艾草的道地产地位于北纬 29°～39°的范围内，有学者认为纬度可能对艾叶的品质产生重要影响。

2. 艾草在现代的分布

随着人们对身体健康的重视以及生活品质的提高，艾草备受关注和喜爱，湖北、河南、山东等地出现了大规模的艾草产业化工业区，越来越多的艾草健康产品被开发出来，这也使得艾草的药用保健作用以及历史文化逐渐普及。湖北蕲州、河南汤阴、湖南临湘、安徽滁县、安徽嘉山、山东诸城、广东惠州等地的艾草产业逐步品牌化和规模化。

根据张元等人的考证，当前市场上的艾草制品多产自湖北蕲春和河南南阳，并且蕲春艾叶产业规模较大，年产值超过 10 亿元，河南南阳亦成为全国最大的艾草加工基地。

（二）艾草在世界范围内的分布

根据全球生物多样性信息机构（Global Biodiversity Information Facility）公布的艾草全球观测记录，艾草在俄罗斯、美国、瑞典、荷兰、日本、韩国、拉脱维亚也有分布。日本和韩国关于艾草的民俗、饮食和医药文化也很浓厚。日本学者将 *Artemisia vulgaris* 作为艾草的药用品种，主要分布在本州、四国、九州、北海道、桦太、南千岛等地，其中产自伊吹岛的艾草质量最优。韩国最好的艾草在江华岛。远在美国的安特罗普峡谷、爱达荷州、怀俄明州、华盛顿州都记载有艾草的生长。研究者利用核内 rDNA 转录组间隔测序技术，将土耳其黑海区域蒿属植物进行系统发生关系研究，结果表明土耳其黑海区域的蒿属植物中存在与艾草相同谱系的植物。

🔻 我国历史名艾

我国的艾草品种有 180 余种，种类繁多。俗话说："一方水土一方艾。"中国历史上有四大名艾，分别是北艾、海艾、蕲艾和祁艾。

北艾，指的是现在的"汤阴北艾""九头仙艾"。宋代苏颂在《本草图经》中记载："艾叶……今处处有之，以复道者为佳。"说的是复道（伏道）的艾最好。明代李时珍也在《本草纲目》中提到"汤阴者谓之北艾"。黄璐琦院士等考证北艾盛产于河南汤阴伏道，因此汤阴北艾又称"伏道艾"。伏道艾高大茂盛，出绒率极高，药用价值也高。在政府的扶持下，汤阴北艾正逐步走向产业规模化。

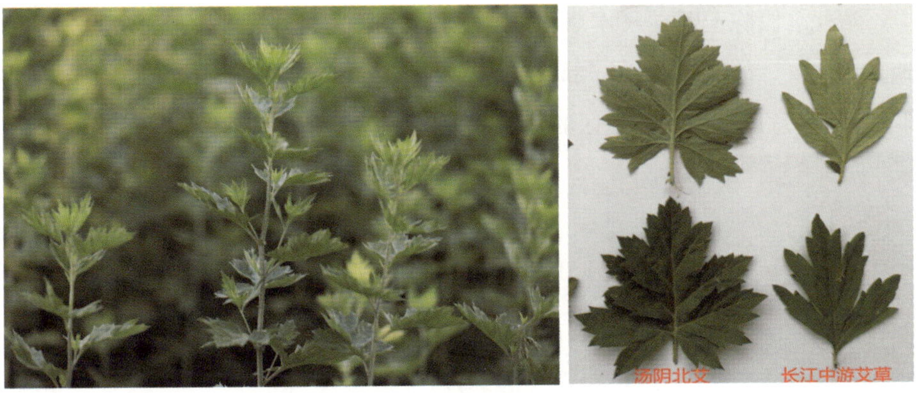

图1　汤阴北艾（摄于汤阴艾草种植基地）

海艾，这种艾草在宋代被发现。在宋代《本草图经》、明代《本草纲目》、《针灸聚英》和《本草品汇精要》等医学典籍中皆有明州海艾的明文记载，其中四明指的就是现在浙江宁波地区。目前海艾存量不多，品牌影响力低。

蕲艾，发现于明代，产于湖北蕲春。蕲艾植株高大，挥发油含量高，香气浓郁，出绒率高。李时珍对自己家乡的这种艾草极为推崇，在《本草纲目》中写道："自成化（明宪宗年号）以来，则以蕲州者为胜，用充方物，天下重之，谓之蕲艾。"蕲艾问世以来，不少医家在艾方中强调用蕲艾，加上研究学者对蕲艾成分、功效等方面的深入研究，蕲艾又被列为国家地理标志产品，蕲艾在现代更广为人知。

祁艾，在清代发现于河北安国（古称祁州），因此取名"祁艾"。祁州处于冀中平原，盛产药材，为北方药材集散地，被称为"药都"。祁艾声誉鹊起，逐渐成为"祁药"的主要品种之一，清宫医案及清《祁州志》均有记载。清代小说家李汝珍的《镜花缘》中载：治疣目（瘊子）"以祁艾灸三次，落后永不复发"。

除上述熟知的四大名艾之外，还有一种艾在广粤地区为人熟知，就是红脚艾。红脚艾又称"鲍姑艾"，产于广州越秀地区。鲍姑是晋代著名炼丹家葛洪的妻子，是我国著名的女中医，擅长灸法治病。据说红脚艾美容功效甚好，《鲍姑祠记》中有鲍姑"用越岗天然之艾，以灸人身赘疣，一灼即消除无有，历年久而所惠多"之说，即鲍姑经常用红脚艾来治疗一些面部的疾病。我国当代诺贝尔奖获得者屠呦呦也是因葛洪的《肘后备急方》启发而发现青蒿素。

清代名医陈士铎在《本草秘录》中说："野艾则天然自长于野者也，得天地至阳之气，故能逐鬼而辟邪，祛寒而散湿，其功实胜于蕲艾药，何舍此而取彼哉。"意思是说不同地区的艾功效各异，各有千秋。

第一章　汤阴北艾

汤阴北艾药用历史悠久，长达2 000多年，在艾草的药、灸、食用和道地产地变迁历史中，位于历史上四大名艾之首，具有独特的文化历史。北艾的道地产地汤阴县位于河南省安阳市南段，地处晋、冀、鲁、豫四省交界，华北平原与太行山脉交汇的山前地带，因居汤河之南而得名。汤阴的地理条件和气候非常适宜中药材生长，因此该地区的中药材资源十分充裕。

汤阴县历史悠久，于汉高祖二年（公元前205）置县，距今已有2 200多年的历史，是中国群经之首《周易》的发祥地、民族英雄岳飞的故乡、扁鹊医药文化之乡，文化底蕴厚重。有诗曰："春秋故国，汉唐置县，汤水之南灵秀地；周公演《易》，武穆从戎，风流人物越千年。"1993年汤阴县被河南省人民政府命名为"省级历史文化名城"，2006年被联合国地名专家组中国分部命名为"千年古县"。在2019年国家知识产权局公告（第331号）文件《关于批准对连江海带等5个产品实施地理标志产品保护的公告》中，汤阴北艾被列为"地理标志保护产品"。

一　道地药材汤阴北艾，因扁鹊墓闻名于世

2 300多年前的春秋战国时期，名医扁鹊途经汤阴，秦太医李醯嫉妒扁鹊，派人伏于道旁杀之，该镇因此得名伏道镇。当地人将扁鹊埋葬于此，积土成冢，设庙于旁，周围艾草茂盛。据清乾隆《汤阴县志》载："扁鹊庙在伏道正南五里，旧时艾园数十亩，今墓、庙及元、明、清代碑记尚存。"1987年版《汤阴县志》记载"扁鹊墓旁土地普植艾苗，历宋、金、元、明、清各代，岁永年久，号称'艾园'"。此地处坡岗，气候温和，光照充足，为艾的生长提供了适宜条件。因此，扁鹊墓旁的艾草枝繁叶茂，非同别处，颇负盛名。

图1-1　清乾隆《续修汤阴县志》

明代官员也曾作词咏艾，立碑记事，称汤阴艾园之艾，药用第一，尊为"仙艾"。不仅地方官员作为贡品向皇上敬献，而且民间还有女子出嫁，作为珍品以陪嫁的习俗，由此可见艾草在当地备受推崇。千百年来，当地人采艾治病的习俗也一直流传至今。

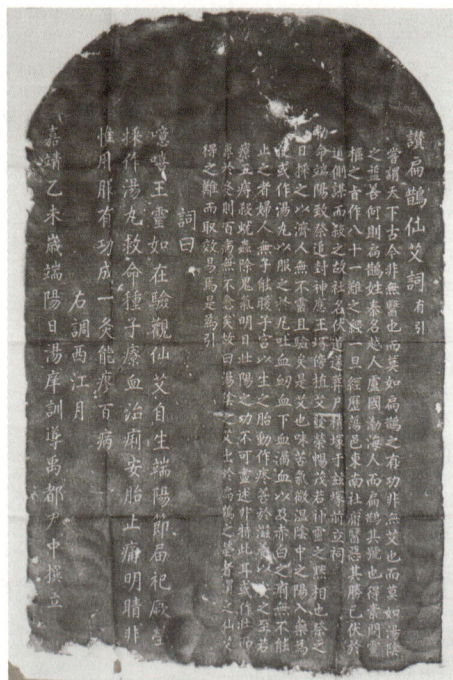

图1-2　扁鹊墓的《赞扁鹊仙艾词》碑

二 汤阴北艾的特点

（一） 汤阴北艾的地域特性

1. 地理位置

汤阴县位于河南省北部，隶属安阳市，北纬35°45′~36°01′，东经114°13′~114°42′，汤阴县以平原为主，东西长约35公里，南北长约20公里。京广铁路以西为太行山东麓丘陵，铁路以东距县城约10公里处，势跨浚、汤两县之火龙岗，纵贯其间，其余皆为平原，属太行山麓的洪积—冲积平原。

2. 气候特点

汤阴属北温带大陆性季风气候，兼有丘陵向平原过渡的地方性气候特征，四季分明，无霜期长（平均无霜期283天），春季干旱风多、回暖快，夏季炎热、雨量充沛（年平均降雨量587.7毫米），秋季天高气爽温差大，冬季寒冷雨雪少，日照充足（历年日照时间约2 070小时）。

3. 土质特点

土壤类型以潮土褐土为主，土层深厚，有机质和微量元素含量丰富（见表1-1）：

表1-1 土壤特点

种类	指标
土壤有机质	12.74g/kg
土壤速效钾	147mg/kg
土壤全氮	0.55g/kg
土壤缓效钾	648mg/kg
土壤有效磷	34.7mg/kg
土壤pH值	7.6

此外，汤阴县属于海河流域漳卫河水系，汤河、永通河还有羑河贯穿县境向东流入卫河。据《安阳水资源综合评价》（中国水利水电科学研究院、河南省安阳市水利局，2001年），地下水矿化度轻，属于中性淡水，水质良好。

全县水资源总量为 1.19 亿立方米，水量充足，非常适宜艾草的种植。得天独厚的自然因素造就了汤阴北艾的优良品质。

（二）汤阴北艾的形态特征

植株：多年生草本或略成半灌木状，植株有浓烈香气。主根明显，略粗长，直径达 1.5cm，侧根多，常有横卧地下根状茎及营养枝。茎单生或少数，高 80～180cm，有明显纵棱，褐色或灰黄褐色，基部稍木质化，上部草质，分枝较多，枝长 3～5cm；茎、枝均被灰色蛛丝状柔毛。

叶：叶厚纸质，上表面有稀疏柔毛并有白色腺点与小凹点，下表面密被灰白色蛛丝状密绒毛；基生叶具长柄，花期萎谢；茎下部叶近圆形或宽卵形，羽状深裂，每侧具裂片 2～3 枚，裂片椭圆形或倒卵状长椭圆形，每裂片有 2～3 枚小裂齿，叶干后背面主、侧脉多为深褐色或锈色，叶柄长 0.5～0.8cm；中部叶卵形、三角状卵形或近菱形，长 5～8cm，宽 4～7cm，1～2 回羽状深裂至半裂，每侧裂片 2～3 枚，裂片卵形、卵状披针形或披针形，长 2.5～5cm，宽 1.5～2cm，不再分裂或每侧有 1～2 枚缺齿，叶基部宽楔形渐狭成短柄，叶脉明显，在背面凸起，干时锈色，叶柄长 0.2～0.5cm，基部通常无假托叶或极小的假托叶；上部叶与苞片叶羽状半裂、浅裂或 3 深裂或 3 浅裂，或不分裂，而为椭圆形、长椭圆状披针形、披针形或线状披针形。

花：头状花序椭圆形，直径 2.5～3.5mm，无梗或近无梗，每数枚至 10 余枚在分枝上排成小型的穗状花序或复穗状花序，并在茎上通常再组成狭窄、尖塔形的圆锥花序，花后头状花序下倾；总苞片 3～4 层，覆瓦状排列，外层总苞片小，草质，卵形或狭卵形，背面密被灰白色蛛丝状绵毛，边缘膜质，中层总苞片较外层长，长卵形，背面被蛛丝状绵毛，内层总苞片质薄，背面近无毛；花序托小；雌花 6～10 朵，花冠狭管状，檐部具 2 裂齿，紫色，花柱细长，伸出花冠外甚长，先端 2 叉；两性花 8～12 朵，花冠管状或高脚杯状，外面有腺点，檐部紫色，花药狭线形，先端附属物尖，长三角形，基部有不明显的小尖头，花柱与花冠近等长或略长于花冠，先端 2 叉，花后向外弯曲，叉端截形，并有睫毛。瘦果长卵形或长圆形。花期 10—11 月。

（三）汤阴北艾的质量特性

在历史考证过程中，历经宋、金、元、明、清各代至今，汤阴北艾作为四大名艾之首，最早被列为道地药材，也被古代各大医家推崇，药用历史悠久。

北艾艾叶医用价值高，古代名医名著记载尤多，处处可见"伏道艾为佳"之说。宋代苏颂《本草图经》载："艾叶……今处处有之，以复道者为佳。云此种灸病尤胜。"南宋范成大《揽辔录》中则有："伏道艾，医家最贵之。"楼钥的《北行日录》中有："过伏道，望扁鹊墓，前多生艾，功倍于他艾。"明代李时珍《本草纲目》："宋时以汤阴伏道者为佳。"明代陈嘉谟《本草蒙筌》载："艾叶……无毒，各处田野有，以复道者为佳。"到清代的杨时泰《本草述钩元》中也认为复道野艾为佳："野生类蒿。复道者为佳。无拘州土。"这说明汤阴北艾在历史上作为灸材的优势大于其他地方的艾草。

随着现代研究技术的发展，研究学者采用先进的技术方法，分析艾叶主要的化学成分，并对其药理学进行了深入的研究。北艾作为四大名艾之首，备受关注。研究证明北艾艾叶中含有挥发油、黄酮类、鞣质等活性物质，这些活性物质具有多种生理活性，决定了艾叶的药用质量。赵莉等研究结果显示汤阴艾叶的出绒率高、燃烧值高，烟小且灰烬发白，作为灸用原材料品质优。黄显章等比较了不同产地艾叶的出绒率，4分钟的粉碎时间，汤阴北艾的出绒率为24.10%，高于河南南阳以及湖北蕲春的艾叶出绒率。

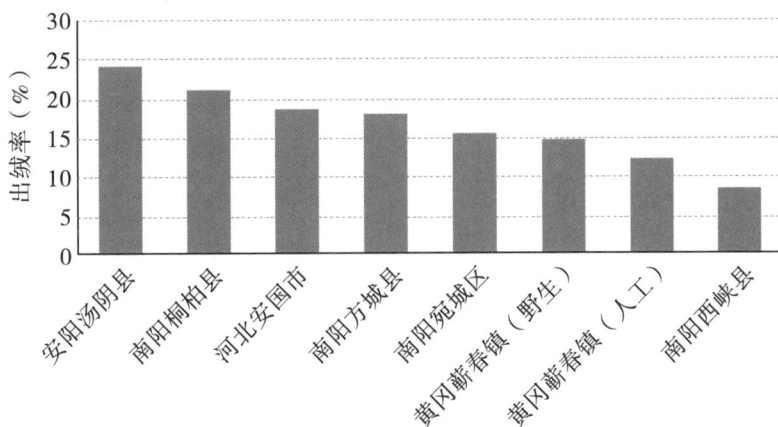

图1-3　不同产地艾草的4分钟粉碎出绒率

数据来源：黄显章、张元、王旭等：《基于实验室制绒工艺比较不同产地艾叶出绒率》，《中国实验方剂学杂志》2018年第21期。

梁欢等利用HS – SPMC – GC – MS结合化学计量法，在对比不同产地艾叶挥发油成分的研究中发现，不同产地的艾叶挥发性成分种类和相对含量有一定的差异，含量较高的均为酮类、烯类和醇类。洪宗国等人在1995年针对蕲艾、北艾和川艾进行了精油化学成分的对比研究，结果显示北艾挥发性成分中桉叶油素总含量为23.4%，显著高于蕲艾（18.8%）和川艾（13.05%）。梁欢等的研究结果也显示北艾的酮类含量较高，占挥发油的52.87%。艾叶中黄酮类成分棕矢车菊素和异泽兰黄素也是艾叶的主要有效成分，具有抗肿瘤、抗氧化等多种生理学活性，黄显章等通过检测由南到北13批艾叶样品中的棕矢车菊素和异泽兰黄素含量，间接反映艾叶质量。研究结果显示不同产地的艾叶中棕矢车菊素含量差异较小，但是异泽兰黄素含量差异较大，淮河以北地区汤阴北艾和安国祁艾中异泽兰黄素含量高于其他地区。

从古代的医学典籍记录到现代的药学研究，都说明北艾艾叶中主要活性成分，如挥发性物质、黄酮类等含量高且稳定，无论作为灸用等药学应用，还是作为活性物质提取，北艾都是很好的原材料。

（四）汤阴北艾的种植

野生的艾草在天然条件下只能通过根茎繁殖，所以虽然野生艾草资源丰富，但是多年来人们大量采集，且采集时一般连根拔起，导致艾草野生资源迅速减少。随着社会生活水平的发展，艾草的使用领域范围不断变化扩展，已经不仅仅局限在传统的药用、食用方面，在建材、日化、医药等方面的应用也越来越多，野生艾草在数量上已经不能满足日益增长的需求，艾草的人工规模化种植因此也迅速发展起来。艾草的适应性强，分布广，由于各地区土壤、水质等地理环境的差异，不同产地的艾草成分等也有差异。

为了保障各地艾草资源质量的道地优势，我们不仅要获得产量和效益，还要保障艾草的质量和药用效能的发挥，因此，现代科学种植也极为重要。《汤阴北艾种植技术规程》（DB4105/T114 – 2018）和《汤阴北艾质量技术规范》（DB4105/T113 – 2018）已经获批为地方标准。现以汤阴北艾种植技术规程为例，介绍艾草现代种植技术。

1. 选地整地

场地应有灌溉水条件，附近无居民生活水和工业水污染，生产用水应符合农田灌溉水质标准，土壤应无有毒有害药物残留、生活垃圾污染，并定期进行检测，根据种植地土层结构特点，适度掌握犁耙次数，然后修沟做厢待种。

2. 选苗

艾草主要以根茎分株进行无性繁殖，栽植在每年4月和11月进行，选用优质根苗。苗木出圃时，选用枝条健壮充实、根系健全、须根多、断根少、苗株高20cm、地径10~15cm、表径20cm以上的1级苗。

3. 栽种

选地面潮湿（最好是雨后或阴天）时，从母株茎基分离的幼苗，畦宽60cm，畦面中间高两边低似"鱼背"形，以免积水，造成病害，按株行距30cm×40cm栽苗，每穴2~3株，覆土压实。栽后2~3天内如果没有下雨，浇一次充足的底水保墒。

4. 田间管理

栽植成活后，在4月中上旬中耕除草1次，深度15cm。6月中上旬汤阴北艾采收后翻晒园地，清除残枝败叶，疏除过密的茎基和宿根，深度15cm。11月上旬，浇一次充足的底水。干旱季节全园漫灌。

5. 采收加工

艾叶夏季采收，在茂盛未开花前割取地上带有叶片的茎枝，除去杂质和枯叶，摊在太阳下晒至五六成干，用打绞机压成长方形大捆，用草绳加牢，置于干燥处存放，防潮、防霉。以足干、呈雏缩、多叶片、枝条小、青绿色、气香、味苦、无泥沙、无杂质、无霉坏者为佳。

6. 加工、贮藏和包装

加工种类主要有艾条、艾炷、足浴包、艾草茶，以及生活衍生品，等等。贮藏条件：干燥通风处均可。

🔘 汤阴北艾的现状

汤阴县有种植中药材传统，种植品种有艾草、瓜蒌、丹参、金银花、益母草等道地药材20余种，种植面积3万余亩。其中，汤阴北艾种植保护面积

1.5 万亩，年产量 1.5 万吨。

"十三五"规划将"健康中国"提升到国家战略高度，为健康产业带来前所未有的发展机遇。可以预见，随着全民健康的普及，艾草产业必将迎来新的发展机遇。

2017 年，汤阴县政府联合当地企业、高校科研单位等合作单位编制了《汤阴北艾产业发展规划》，以打造汤阴北艾"国际名片"为目标，设定种植、储运、加工、销售、开发、宣传六大维度的立体化发展战略，积极引入现代科技成果、产业组织方式和新商业模式，建立规范标准，加大产品开发，创新发展路径。通过一产、二产、三产融合发展，逐步形成汤阴北艾大产业链格局，力争五年之内实现产值 100 亿元，打造国内顶级、世界高端的艾草深加工产业链条。

实施艾草种植精准扶贫政策，达到产业扶贫的目的。截至 2017 年底，全县新增 10 个艾草种植基地，种植面积 1 万余亩，2020 年种植面积 3 万多亩。例如汤阴县与安阳九头仙艾业有限公司合作开展的九头仙艾国际艾文化产业项目建成投产后，预计年产值约 30 亿元，利税约 2.5 亿元，可安排当地 3 000 余名劳动力就业。

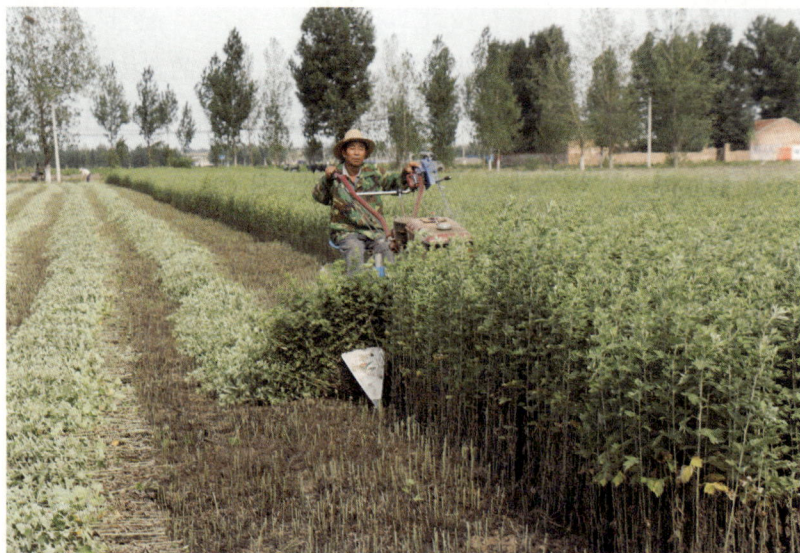

图 1-4　艾农收割艾草

第二章 艾叶成分的现代化分析研究

《中华人民共和国药典》收录艾叶作为艾草的药用部分。艾叶发挥药用价值的物质基础是其中所含的有效成分。利用现代天然药物的成分提取和分析技术，艾叶的化学成分不断被鉴定和揭示，带动了艾叶活性成分和药理作用的科学研究。研究已经证明艾叶的一些单体成分，例如 α – 萜品烯醇、异泽兰黄素等，有望成为合成药物的先导化合物，推动艾草药用价值的发展和应用。

研究发现，艾叶的化学成分主要有挥发油、黄酮、三萜、桉叶烷类、苯丙素类、甾体类、鞣质、多糖和微量元素等。进一步的药理学研究显示，这些化学成分在体内和体外实验中具有抗炎、抗肿瘤、抗氧化等生物活性。研究结果还显示艾叶燃烧产生的化学物质具有调节免疫、抗菌等作用，参与了艾灸治疗的过程。本章将围绕艾叶的主要活性成分进行概述。

第一节 艾叶挥发油成分和分析方法

一 艾叶挥发油的提取和成分分析方法

艾叶挥发油是艾叶的一类主要药效成分，含有单萜类、倍半萜类化合物及其衍生物。通过有机溶剂萃取、水蒸气蒸馏、超临界 CO_2 萃取联合分子蒸馏技术、顶空固相微萃取法等方法可以得到艾叶挥发油。再利用挥发油成分沸点低的特点，进行 GC – MS（气相色谱 – 质谱联用）分析，对挥发油中的物质进行鉴定，这是目前研究中主要采用的挥发油成分分析方法。

不同的提取方法对艾叶挥发油成分具有较大的影响，以下介绍现在常用的几种艾叶挥发油的提取方法。

1. 有机溶剂萃取法

这种方法很常用，成本低，操作简单。通常采用乙醚、石油醚、乙醇、环己烷等有机溶剂，结合超声波发生器或蒸发回流提取装置获得提取液，浓缩回收溶剂后，精制得到艾叶挥发油。这种方法提取的艾叶挥发油中活性成分含量低，蜡质多，有机溶剂残留严重。即使将提取液再通过树脂柱或分子蒸馏等方法除去大部分蜡质获得精制后的艾叶挥发油，虽然纯度提高，但仍有少量有机溶剂难以除去，影响艾草精油的品质与功效。

2. 水蒸气蒸馏法

这种方法最为传统，操作简单，设备投入少，容易实现产业化应用，目前市场上的艾叶油也是这种方法提取的为主。将艾叶用水充分浸泡后，常压下加热，随着温度升高蒸气不断溢出，艾叶中的挥发油成分与水蒸气一并蒸发，经冷凝管冷却降温，流入收集装置。利用挥发油与水互不相容的原理，在收集装置中迅速出现分层，收集油层，多余的水将流入蒸发装置，重新进行加热蒸发，如此循环至提取完全，收集上层油类物质，进一步精纯，得到艾叶挥发油。水蒸气蒸馏法提取的艾草精油无有机溶剂污染，纯度高，但是存在提取不充分、产率很低、原材料利用率低的缺陷。

3. 超临界 CO_2 萃取联合分子蒸馏技术

这是近年发展的一种新的萃取技术，具有萃取速度快、分离效率高、无污染、不损害活性物质结构和性质等特点。将艾叶粉碎后装入萃取釜中，在适宜的温度下，对二氧化碳进行加压，使之达到适宜的超临界流体状态，充分萃取艾叶中挥发油成分。经减压后恢复为正常二氧化碳气体，萃取物从中析出，气体重回储罐循环利用。依据各活性成分的沸点及分子质量大小，将萃取物进行分子蒸馏去除蜡质成分进而分馏出精制的艾叶轻挥发组分。这种技术提取的艾叶挥发油得率高、活性成分含量高、色泽透亮并且无杂质污染。

研究表明，超临界 CO_2 萃取得到的艾叶挥发油成分含量高于水蒸气蒸馏法，并且从水蒸气蒸馏法提取的艾叶挥发油样品以小分子的挥发性萜类为主，而超临界 CO_2 萃取法提取的艾叶挥发油样品以长链酯类化合物为主。

4. 顶空固相微萃取法

顶空固相微萃取法（Headspace SPME，HS – SPME）结合 GC – MS 是分析艾叶挥发油成分的新技术。固相微萃取（Solid Phase Microextraction，SPME）根据有机物与溶剂之间"相似相溶"的原理，利用萃取头表面的萃取涂层的吸附作用，将组分从样品基质中分离、富集，完成样品的前处理过程。此法简便、快速、经济安全、无溶剂、选择性好且灵敏度高，可直接与 GC – MS、高效液相色谱（HPLC）、毛细管电泳仪（CE）等联用，能快速有效地分析样品中的痕量有机物。SPME 的操作方式有两种：一种是将 SPME 萃取头直接插入较洁净的液体样品中，称为直接固相微萃取法；另一种是将 SPME 萃取纤维置于液体或固体样品的顶空进行萃取，即顶空固相微萃取法。

杨小金利用顶空固相微萃取法对蕲艾挥发性化学成分进行分析，得出蕲艾的挥发性成分包括单萜类、烯烃类、醇类、醛类、酯类等，其中侧柏酮、石竹烯、桉油精为主要成分。水蒸气蒸馏法结合顶空固相微萃取法基本可以涵盖艾叶全部挥发性成分。顶空固相微萃取法得到的艾叶标志性成分1,8 – 桉叶素含量最高。

🔵 艾叶挥发油的成分

目前《中华人民共和国药典》中规定以桉油精含量作为艾叶的质量鉴定标准。由于艾叶在我国分布广泛，艾叶挥发油的成分和质量受到产地、采收时间、储存时间、炮制方法、提取方法等因素的影响。

目前已检测到的艾叶挥发油类成分（见表2 – 1和图2 – 1）主要为单萜类（莰烯、α – 蒎烯、3 – 蒈烯）、单萜类衍生物（桉树脑、松油醇、1,8 – 桉叶素），其次还含有倍半萜类及其衍生物（石竹烯、柏木烯、异戊酸冰片酯）及少量的醛、酮、酚化合物。

梁欢等采用静态顶空固相微萃取技术结合气相色谱 – 质谱联用技术，比较了湖北蕲春、河南汤阴和湖南广布三地艾叶挥发性成分的差异。分析结果显示，湖北蕲春所产艾叶挥发性成分相对总含量最高（两个批次含量分别为97.49%、

96.86%）；其次是河南汤阴县，含量为 93.36%；最后是湖南广布，含量为 93.19%。3 个产地的艾叶均检测出异丁醛、己醛、苯甲醛、蘑菇醇、桉油精、萜品烯、顺式–β–松油醇、侧柏酮、α–型松油醇、（S）–马鞭草烯酮、乙酸香芹酯、顺式–香苇醇、石竹烯、α–石竹烯、金合欢烯、α–杜松烯、石竹烯氧化物 17 种共有成分。综合分析结果：3 个产地的艾叶挥发油均含有酮类、烯类、醇类等物质，湖北蕲春艾叶挥发油中烯类成分的含量最高，河南汤阴和湖南广布艾叶挥发油中酮类成分的含量较高（分别占挥发性成分的 56.33% 和 52.87%）。

表 2–1　艾叶挥发油中主要的 18 种化合物成分

编号	化合物名称		PubChem CID	IUPAC Name
	中文	英文		
1	莰烯	camphene	6616	2,2 – dimethyl – 3 – methylidenebicyclo[2.2.1]heptan
2	α–蒎烯	alpha – pinene	6654	2,6,6 – trimethylbicyclo[3.1.1]hept – 2 – ene
3	3–蒈烯	3 – carene	26049	3,7,7 – trimethylbicyclo[4.1.0]hept – 3 – ene
4	桉树脑	eucalyptol	2758	1,3,3 – trimethyl – 2 – oxabicyclo[2.2.2]octane
5	松油醇	terpineol	17100	2 – (4 – methyl – 3 – cyclohexen – 1 – yl) – 2 – propanol
6	石竹烯	caryophyllene	5281515	(1R,4E,9S) – 4,11,11 – trimethyl – 8 – methylidenebicyclo[7.2.0]undec – 4 – ene
7	柏木烯	cedrene	6431015	(1S,2R,5S,7S) – 2,6,6,8 – tetramethyltricyclo[5.3.1.01,5]undec – 8 – ene
8	龙脑	borneol	1201518	(1S,2R,4S) – 1,7,7 – trimethylbicyclo[2.2.1]heptan – 2 – ol

（续上表）

编号	化合物名称		PubChem CID	IUPAC Name
	中文	英文		
9	樟脑	camphor	2537	1,7,7 - trimethylbicyclo[2.2.1] heptan - 2 - one
10	异丁醛	isobutylaldehyde	6561	2 - methylpropanal
11	萜品烯	alpha - terpinene	7462	1 - methyl - 4 - propan - 2 - ylcyclohexa - 1,3 - diene
12	侧柏酮	thujone	261491	(1S,4R,5R) - 4 - methyl - 1 - propan - 2 - ylbicyclo[3.1.0]hexan - 3 - one
13	(S) - 马鞭草烯酮	levoverbenone	92874	(1S,5S) - 4,6,6 - trimethylbicyclo[3.1.1]hept - 3 - en - 2 - one
14	乙酸香芹酯	carveol acetate	7335	(2 - methyl - 5 - prop - 1 - en - 2 - ylcyclohex - 2 - en - 1 - yl)acetate
15	顺式 - 香苇醇	cis - carveol	330573	(1R,5R) - 5 - Isopropenyl - 2 - methyl - 2 - cyclohexen - 1 - ol
16	金合欢烯	farnesene	5281516	(3E,6E) - 3,7,11 - trimethyldodeca - 1,3,6,10 - tetraene
17	α - 杜松烯	alpha - cadinene	12306048	(1S,4aR,8aR) - 4,7 - dimethyl - 1 - propan - 2 - yl - 1,2,4a,5,6,8a - hexahydronaphthalene
18	石竹烯氧化物	caryophyllene oxide	1742210	(1R,4R,6R,10S) - 4,12,12 - trimethyl - 9 - methylidene - 5 - oxatricyclo[8.2.0.04,6]dodecane

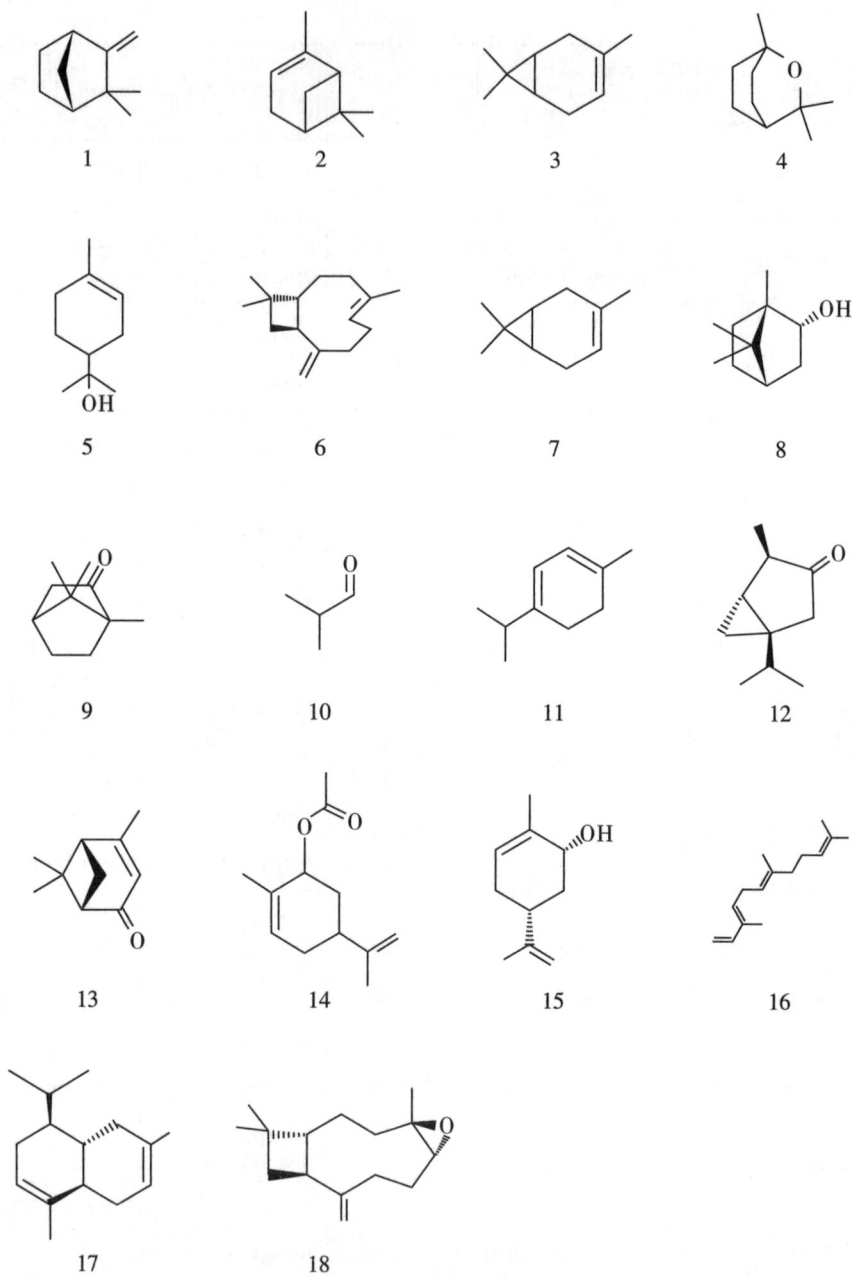

图 2-1　艾叶挥发油中主要的 18 种化合物的结构式

第二节 艾叶黄酮成分和分析方法

一 艾叶黄酮的成分分析方法

黄酮类化合物是指以 2 – 苯基色原酮为基本母核的化合物，存在于植物的花、叶、果等器官当中，一般多以苷的形式存在。黄酮类化合物具有抗肿瘤、抗炎、镇痛和免疫调节、抗氧化、抗衰老等作用。

根据黄酮不同的理化特点，提取植物黄酮的方法有多种，应用较多的主要是：①超滤法，利用植物黄酮分子量小于 1KDa 的性质，通过超滤去除多糖和蛋白质大分子等杂质；②酶解法，加入酶破坏植物细胞壁，提高黄酮的释放量；③大孔树脂吸附法，原理是有些大孔树脂如 D101、XDA – 1 等，能够有效地吸附黄酮，提高提取量和纯度；④超临界 CO_2 萃取法；⑤超声波提取法；⑥微波提取法等。

刘志成采用微波提取法提取艾叶黄酮，得出最佳提取条件是乙醇浓度 60%，固液比 1∶35，回流时间 2 小时，回流温度 90℃，按这种方法提取艾叶中的总黄酮含量 2.02%。

总黄酮的定量分析方法是用 60% 乙醇溶解的芦丁溶液作为标准溶液，在标准溶液和样品液中加入亚硝酸钠溶液、硝酸铝溶液、氢氧化钠溶液，摇匀静置后于 510nm 处检测吸光值，根据标准曲线回归方程计算总黄酮含量。

当不经过总黄酮提取，直接进行成分分析时，可以将艾叶粉碎，利用甲醇或乙醇溶液进行回流提取，减压蒸发去除溶剂，将所得滤液依次经过石油醚、氯仿、乙酸乙酯、正丁醇等进行萃取。各个提取部位经过色谱硅胶粗分后继续使用硅胶小柱、Sephadex LH – 20 凝胶柱（氯仿∶甲醇为 1∶1）对各组分进行分离纯化和重结晶，对得到的组分进行 1H – NMR 和 13C – NMR 的波谱分析，得到所得化合物的结构，从而根据文献确定化合物的名称。

对于已知的目标黄酮化合物，只需用甲醇提取艾叶组分，经过 HPLC，在对应标准品的对照下，即可比较和分析目标黄酮化合物的含量。

二 艾叶黄酮的成分

1985 年，我国学者吴崇明和屠呦呦首次分离得到了艾叶的两种黄酮类物质：5,7 - 二羟基 -6,3',4' - 三甲氧基黄酮（eupatilin，异泽兰黄素）和 5 - 羟基 -6,7,3',4' - 四甲氧基黄酮（5 - hydroxy - 6,7,3',4' - tetramethoxyflavone）。Tan 等于 1992 年报道了艾叶中含有柚皮素（naringenin）、槲皮素（quercetin）这两种黄酮类成分。2003 年，Jeong 从艾叶的甲醇提取物中分离得到 6 种黄酮类物质，包括 5 - 羟基 -3',4',6,7 - 四甲氧基黄酮、5,6 - 二羟基 -7,3',4' - 三甲氧基黄酮、5,7,3' - 三羟基 -6,4',5' - 三甲氧基黄酮、5,6,4' - 三羟基 - 7,3' - 二甲氧基黄酮、高车前素、5,6 - 二羟基 -7,4' - 二甲氧基黄酮，均能抑制蛋白转移酶的活性。

王锦军等发现艾叶总黄酮存在于乙酸乙酯提取部分，对乙酸乙酯提取部分进行纯化和重结晶得到 6 种化合物，其中 4 个属于黄酮类化合物：芹菜素、山奈酚、木犀草素、槲皮素。进一步利用反相高效液相色谱法检测槲皮素、山奈酚、木犀草素、芹菜素在艾叶中的含量分别为 0.754mg/g、0.841mg/g、1.629mg/g、0.79mg/g。吉双等在两次实验中，以不同的溶剂萃取艾叶提取液，得到异泽兰黄素、棕矢车菊素、圣草酚、鼠李素、高车前素 5 种黄酮类物质。唐生安等从艾叶乙酸乙酯萃取物中分离得到5,7,3' - 三羟基 -3,6,4' - 三甲氧基黄酮醇（矢车菊黄素）、5,3' - 二羟基 -3,6,7,4' - 四甲氧基黄酮醇（紫花牡荆素）、5,7 - 二羟基 -6,3',4' - 三甲氧基黄酮（异泽兰黄素）、5,7,4' - 三羟基 -6,3' - 二甲氧基黄酮（棕矢车菊素）4 种黄酮类化合物。

2010 年之后，艾草黄酮类物质的分离和结构鉴定逐渐增多。学者王晓琴、马麟、魏海胜等在各自的研究中利用不同的方法，新发现了芹菜素、异鼠李素、苜蓿素、芒柄花素、金圣草黄素等存在于艾草中。

表 2-2 艾叶黄酮类化合物成分

化合物名称		PubChem CID	IUPAC Name
中文	英文		
异泽兰黄素	eupatilin	5273755	2 - (3 , 4 - dimethoxyphenyl) - 5 , 7 - dihydroxy - 6 - methoxychromen - 4 - one
5 - 羟基 - 6,7,3', 4' - 四甲氧基黄酮	5 - hydroxy - 3',4', 6,7 - tetramethoxyflavone	152430	2 - (3 , 4 - dimethoxyphenyl) - 5 - hydroxy - 6 , 7 - dimethoxychromen - 4 - one
柚皮素	naringenin	932	5 , 7 - dihydroxy - 2 - (4 - hydroxyphenyl) - 2 , 3 - dihydrochromen - 4 - one
槲皮素	quercetin	5280343	2 - (3 , 4 - dihydroxyphenyl) - 3 , 5 , 7 - trihydroxychromen - 4 - one
5,6 - 二羟基 - 7,3', 4' - 三甲氧基黄酮	5,6 - dihydroxy - 7,3', 4' - trimethoxyflavone	10020367	2 - (3 , 4 - dimethoxyphenyl) - 5 , 6 - dihydroxy - 7 - methoxychromen - 4 - one
5,7,3' - 三羟基 - 6,4', 5' - 三甲氧基黄酮	5,7,3' - trihydroxy - 6,4', 5' - trimethoxyflavone	5496475	5 , 7 - dihydroxy - 2 - (3 - hydroxy - 4 , 5 - dimethoxyphenyl) - 6 - methoxychromen - 4 - one
高车前素	hispidulin	5281628	5 , 7 - dihydroxy - 2 - (4 - hydroxyphenyl) - 6 - methoxychromen - 4 - one
5,6 - 二羟基 - 7, 4' - 二甲氧基黄酮	ladanein	3084066	5 , 6 - dihydroxy - 7 - methoxy - 2 - (4 - methoxyphenyl) chromen - 4 - one

（续上表）

化合物名称		PubChem CID	IUPAC Name
中文	英文		
芹菜素	apigenin	5280443	5,7 – dihydroxy – 2 – (4 – hydroxyphenyl) chromen – 4 – one
山奈酚	kaempferol	5280863	3,5,7 – trihydroxy – 2 – (4 – hydroxyphenyl) chromen – 4 – one
木犀草素	luteolin	5280445	2 – (3,4 – dihydroxyphenyl) – 5,7 – dihydroxy-chromen – 4 – one
棕矢车菊素	jaceosidin	5379096	5,7 – dihydroxy – 2 – (4 – hydroxy – 3 – methoxyphenyl) – 6 – methoxychromen – 4 – one
圣草酚	eriodictyol	440735	(2S) – 2 – (3,4 – dihydroxyphenyl) – 5,7 – dihydroxy – 2,3 – dihydro-chromen – 4 – one
鼠李素	rhamnetin	5281691	2 – (3,4 – dihydroxyphenyl) – 3,5 – dihydroxy – 7 – methoxychromen – 4 – one
紫花牡荆素	casticin	5315263	5 – hydroxy – 2 – (3 – hydroxy – 4 – methoxyphenyl) – 3,6,7 – trimethoxy-chromen – 4 – one

三　艾叶黄酮的主要活性成分——异泽兰黄素和棕矢车菊素

异泽兰黄素（见图 2 - 2）是艾草的主要亲脂性黄酮，在抑制巴豆油导致的耳肿胀实验中，异泽兰黄素的 IC_{50} 值（$0.28\mu mol/cm^2$）与吲哚美欣 IC_{50} 值（$0.26\mu mol/cm^2$）相当，仅比氢化可的松的 IC_{50} 值（$0.03\mu mol/cm^2$）低 1 个数量级。多项研究证实异泽兰黄素具有多种生物活性，异泽兰黄素能降低破骨细胞的数量，降低小鼠关节炎评分以及 $TNF - \alpha$ 刺激条件下滑膜细胞所产生的 IL - 6 和 IL - 1β。一方面，它也被发现可以抑制 RANK 配体引起的骨质疏松症，伴随着 Akt，GSK3β，ERK，IκB 磷酸化水平的下降以及 c - Fos、NFATc1 在蛋白水平的下降，说明异泽兰黄素可能发挥着一种转录抑制作用。另一方面，通过作用在 actin 上使破骨细胞的细胞骨架重组，抑制多核细胞的细胞骨架重组，发挥着抗骨质疏松的作用。

韩国嘉川大学 Sapkota Arjun 等的研究表明异泽兰黄素通过抑制 LPS 刺激条件下小胶质细胞的 IL - 6、$TNF - \alpha$ 和 PGE2 的释放，在小鼠短暂性大脑局部缺血模型中发挥神经保护作用。在信号通路方面，异泽兰黄素可以抑制局部缺血大脑中 $NF - \kappa B$ 信号通路活性，降低 IKKα/β 磷酸化水平，进而降低 IκBα 磷酸化水平和降解。

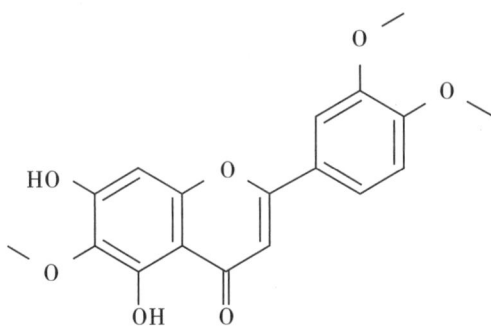

图 2 - 2　异泽兰黄素化学结构式

棕矢车菊素（见图 2 - 3）是艾草另外一种生物活性较高的黄酮类成分。研究显示，棕矢车菊素抑制环氧化酶 - 2 活性的能力强，IC_{50} 值为 $2.8\mu mol/L$，与来自菊科植物的 30 种黄酮的抗炎活性比较，棕矢车菊素的活性最高。韩国庆北国立大学的 Nam Youngpyo 等发现，棕矢车菊素能缓解小鼠实验性过敏性脑脊髓炎，减弱胶质细胞在胶质细胞 – 神经母细胞瘤共培养体系中的神经毒性，减少炎性激活状态下胶质细胞的 NO 释放量以及促炎因子的表达量。

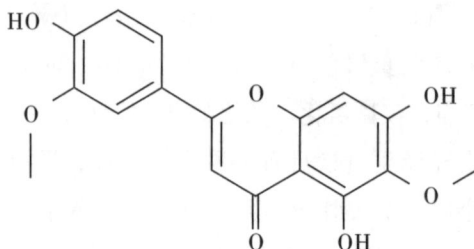

图 2 – 3　棕矢车菊素化学结构式

　　由于异泽兰黄素和棕矢车菊素的药理活性非常突出，逐步得到研究者的重视，已经有学者提出将艾草中这两种成分的含量作为艾草质量控制的指标。周倩等利用高效液相色谱法和反相高效液相色谱法建立了醋艾叶的指纹图谱，以异泽兰黄素和棕矢车菊素作为艾叶质量控制的指标性成分，可用于区别野生艾叶和药用艾叶。任伟光等采用超高效液相色谱与串联四级杆飞行时间质谱仪联用技术（UPLC – Q – TOF/MS），发现艾叶乙酸乙酯提取物中的主要成分为棕矢车菊素、异泽兰黄素、β – 谷甾醇，并且 3 种成分都具有抑制 EGFR激酶活性的作用。在湖北、湖南和河南产地的艾叶 UPLC – Q – TOF/MS 分析图谱中，棕矢车菊素和异泽兰黄素是艾叶中的主要化学成分，可以作为艾叶的质量控制指标。进一步采用 RP – HPLC（反相高效液相色谱）检测浙江宁波、湖北蕲春、河南南阳、河南汤阴、河北安国、山东临沂等地的艾叶，结果表明，不同产地棕矢车菊素含量差异较小，但不同产地艾叶中异泽兰黄素含量差异较大。以淮河为分界线，淮河以南的浙江宁波、湖北蕲春、湖北襄阳、河南南阳的艾叶中异泽兰黄素含量差别较小；淮河以北地区的汤阴艾叶（北艾）和安国艾叶（祁艾）异泽兰黄素含量相对较高，其他地区艾叶（山东临沂、河北博野）异泽兰黄素含量较低。

　　综上所述，艾叶黄酮类成分是艾叶的主要成分，并且具有多种有益于健康的生物活性，艾叶黄酮的分离提取以及检测技术正在快速发展。艾叶黄酮类成分棕矢车菊素和异泽兰黄素是功效显著的主要成分，有望逐步发展为艾叶质量鉴定的指标性成分。

第三节　艾叶多糖成分和分析方法

植物多糖是由 10 个以上的单糖组成糖苷键连接聚合而成的高分子化合物。艾叶多糖最主要的生物活性是调节免疫，包括活化补体、增强巨噬细胞的功能以及 CD4 +、CD8 + 和 T 淋巴细胞的数量等，并利用其免疫增强作用发挥抗肿瘤、抑制腹泻等作用。已经报道的关于艾叶多糖的其他功能有抗氧化、抑菌、降血糖等。

一　艾叶多糖的分离

艾叶多糖分离的一般过程是：①乙醇回流去除叶绿素；②水提醇沉得到粗多糖成分；③去除蛋白和色素；④离子交换柱分离不同的艾叶多糖组分；⑤凝胶色谱柱进一步分离得到均一多糖组分。

为了获得更多的艾叶粗多糖成分，研究人员对传统的水提醇沉法进行了改进。利用响应面分析法优化水提醇沉的参数，获得最佳提取条件为料水比 1 : 18，浸提温度 97℃，浸提时间 1.2 小时，浸提 3 次，提取率可达 1.521%。超声波和微波也有利于提高艾叶粗多糖的得率。超声波提取 35 分钟、温度 70℃、水料比 40 : 1 的条件下野艾草多糖平均得率为 6.44%。设定微波功率 400W，水料比 20 : 1，85℃下浸提 20 分钟，艾叶多糖的得率为 2.74%。在超声波提取的基础上，使用 2% 纤维素酶处理艾叶 2 小时，可进一步将超声波提取的得率提高 56.75%。

艾叶粗多糖可经过三氯乙酸法或 sevag 法脱蛋白，使用活性炭吸附或者 ADS - 7 大孔吸附树脂去除色素，再次醇沉后得到艾叶精制多糖。暨南大学生物医药研究开发基地在研究中发现 ADS - 7 大孔吸附树脂可同时进行脱蛋白和脱色处理，脱蛋白率为 84.58%，脱色率平均值为 90%，多糖保留率为 38.81%。

二 艾叶多糖的结构分析

艾叶多糖是高分子化合物的混合物，通过色谱柱的分离纯化可形成分子量在一定范围的均一组分。对艾叶多糖的结构分析主要包括单糖组分分析、分子量大小测定、红外光谱分析和核磁共振光谱分析等。

包小丽等利用 DEAE – sepharose fast flow 离子交换柱在不同浓度 NaCl 溶液的洗脱下，得到艾叶多糖的 0.2M NaCl 溶液的洗脱组分，命名为 FAAP – 02。通过高效凝胶渗透色谱法（HPGPC）测定 FAAP – 02 的平均分子量为 5 169Da。单糖组分分析显示艾叶多糖 FAAP – 02 中主要的单糖组成是 N – D – 葡萄糖胺，其次为葡萄糖、甘露糖、半乳糖、鼠李糖、阿拉伯糖、木糖和核糖。红外光谱和核磁共振分析共同表明 FAAP – 02 是以吡喃型半乳糖为主链，呋喃型阿拉伯糖为侧链，同时存在 α – 和 β – 糖苷键的多糖。

吴桂花以 DEAE – 52 纤维柱分离艾叶多糖，不同 NaCl 溶液洗脱得到 4 个组分，选取水洗脱组分和 0.2M NaCl 组分命名为 WAYSP00 和 WAYSP02，高效凝胶过滤色谱法得到 WAYSP00 平均分子量为 5 220Da，WAYSP02 平均分子量为 2 636Da。核磁共振波谱和红外光谱分析共同证明 WAYSP00 和 WAYSP02 都为 β – 糖苷键链接的吡喃糖。

目前的研究结果显示，艾叶多糖是结构复杂的大分子杂多糖，目前对艾叶多糖结构的表征信息还不够充分，艾叶多糖中是否存在重复的单元结构，糖苷键的链接方式，以及扫描电镜或原子力显微镜下的形貌特征都需要进一步的研究。

第四节　艾叶燃烧物成分和分析方法

艾灸是艾草应用最为传统和有效的方式，在我国是一种具有悠久历史的中医外治疗法。学者普遍认为艾灸的作用机制为热刺激（温热效应）、近红外线辐射（光谱辐射）和药效成分渗透。此外，艾叶燃烧后的产物由何种物质构成，是否具有药理作用，能否对艾灸过程产生积极的作用也是学者们关注的问题。

洪宗国教授采用暗火燃烧艾叶，模拟艾灸过程，分别用苯 – 甲醇混合溶剂和正丁醇吸收烟雾，进一步蒸馏将收集到的艾烟分为重组分和轻组分，经过 GC – MS 对艾烟进行成分分离和结构表征。结果显示，艾烟成分中一部分与艾叶挥发油相同，例如柠檬烯和侧柏酮。此外，艾烟中含有艾叶黄酮或鞣酸的分解产物，以及 L – 抗坏血酸的氧化产物，这些物质都具有很强的抗氧化性和清除自由基的作用。

为了进一步比较艾叶燃烧物和艾叶挥发油成分的共同之处，刘美凤等利用甲醇吸收艾叶燃烧物，经过 GC – MS 分析发现，艾叶燃烧烟雾与挥发油相同的组分含量占 80.13%，包括 4 – 羟基 – 4 – 甲基 – 2 – 戊酮、1,8 – 桉油精、龙脑、侧柏酮、β – 石竹烯、2,2' – 二噻吩、3,3,6,8 – 四甲基 – 1 – 四氢萘酮和 6 – 芹子烯 – 4 – 醇，其中 1,8 – 桉油精、龙脑、侧柏酮、β – 石竹烯为艾叶的主要活性成分。因此，艾灸过程中，艾叶挥发油可能通过艾烟渗透入皮肤中发挥药效作用，因为艾叶挥发油是艾烟中的主要成分物质。

在分析艾叶燃烧物成分的过程中，采用不同的吸收溶剂得到的成分不同，因此需要利用多种艾叶燃烧物的萃取方法，才能更全面地认识艾叶燃烧物的成分。张婕等采用顶空固相微萃取联合 GC – MS 技术分析了山西省霍州市艾叶的燃烧物成分。结果显示，在艾叶燃烧前和燃烧后萃取得到的组分中，氧化石竹烯、桉油精的含量都较高，艾叶燃烧前后共同的挥发性成分共有 17 种，而苯酚、乙酸、吲哚、2(5H) – 呋喃酮、苯乙腈、1,4 – 二甲基萘、糠醇为艾叶燃烧后特有的成分。

唐孙思邈《备急千金要方》有云："凡用艾叶，须用陈久者，治令细软，谓之熟艾。"可见陈艾的药用价值更高。吴子建等采用顶空进样 – GC – MS 联用法对3年陈艾燃烧产生的烟中挥发性成分进行分析，发现其主要的成分是苯酚、邻–异丙基苯、乙酰胺、对二甲苯、3–甲基丁酸，而苯酚等物质对人体的作用具有两面性。苯酚可用于物体表面消毒、皮肤止痒等，但苯酚具有腐蚀性，吸入高浓度蒸气可致头痛、头晕、乏力、视物模糊、肺水肿等。

随着艾烟含有的物质成分不断被确定，艾烟的安全性也引起了研究人员的重视。艾烟在$9 \sim 12mg/m^3$时对健康成年人的呼吸频率、血压、心电ST段、心律、血氧饱和度等各项生理指标均无明显影响，长期吸入艾烟对从事相关工作的医护人员有影响，可能会增强人的疲劳感。

综上所述，通过不同的萃取方法发现，艾叶燃烧物中含有艾叶挥发油的有效成分，并且含有艾叶原有成分的氧化和燃烧产物。艾叶燃烧物具有一定的安全浓度范围，在一定的范围内，艾叶燃烧物有利于病症的治疗。

第五节　艾叶其他成分和分析方法

除了前文所述的化学成分外，研究者通过不同的提取方法，联合GC–MS、HPLC、UPLC、UPLC–Q–TOF–MS/MS、RRLC–TOFMS等技术，鉴定出艾叶中含有微量元素、三萜类、桉叶烷类、甾醇类、有机酸类、鞣质等物质，为我们进一步认识艾叶的药理作用提供了基础。

一　微量元素

1991年，梅全喜等利用等离子发射光谱法和原子吸收光谱法，测定了蕲春艾叶、汤阴艾叶（北艾）、四川资阳艾叶中微量元素的含量。湖北蕲艾中Ca、Mg、Al、Ni、Mn 5种元素的含量较高，四川资阳艾叶中Cr、Co、Fe、Se、Zn的含量较高，而汤阴艾叶（北艾）中仅Cu元素含量较高，其余元素含量较低。靳然等通过电感耦合等离子质谱（ICP–MS）技术，检测了16种不同产地的艾叶（湖北蕲春、湖北襄樊、北京、陕西、江西、山西、安徽、甘肃、河北、辽宁、黑龙江、河南淅川、河南桐柏、河南郑州、河南固始、河南安阳），结果显示艾叶中微量元素含量较高的是K、Ca、Mg、Fe。上述各产地的艾叶微量元素含量差别不大，并且重金属含量没有超过国家标准。

三萜类、桉叶烷型倍半萜、甾醇类成分

三萜类、桉叶烷型倍半萜、甾醇类成分在艾叶中也有存在，但是近年来的研究和发现较少。Tan 等于 1992 年通过分离纯化和重结晶的方法，经过核磁共振进行结构表征分析，鉴定出艾叶含有甾醇类成分：β-谷甾醇、豆甾醇；三萜类成分：软木三萜酮、α-香树脂醇、β-香树脂醇；4 个桉叶烷型倍半萜：柳杉二醇、yomogin、1-oxo-4β-ace-toxyeudesma-2，11（13）dien-12，8β-olide 和 1-oxo-4α-acetoxyeudesma-2，11（13）dien-12，8β-olide。吉双从艾叶中分离得到甾醇类物质：胡萝卜甾醇和豆甾醇。Glut-5-en-3β-ylacetate、gultinone、α-amyrin acetate、木栓酮（friede-lin）、羽扇豆酮、lupenyl acetate、simiarenol、fernenone、cy-cloart-23-ene-3β，25-diol、cycloart-23-ene-3β，25-diol monoacetate、cycloartenyl acetate、24-methylency-cloartenone、24-dien-3β-ylacetate 等三萜类物质也存在于艾叶中。

表 2-3　艾叶中的甾醇类、三萜类、桉叶烷型倍半萜成分

化合物名称		PubChem CID	IUPAC Name
中文	英文		
β-谷甾醇	β-sitosterol	222284	(3S,8S,9S,10R,13R,14S,17R)-17-[(2R,5R)-5-ethyl-6-methylheptan-2-yl]-10,13-dimethyl-2,3,4,7,8,9,11,12,14,15,16,17-dodecahydro-1H-cyclopenta[a]phenanthren-3-ol
豆甾醇	stigmasterol	5280794	(3S,8S,9S,10R,13R,14S,17R)-17-[(E,2R,5S)-5-ethyl-6-methylhept-3-en-2-yl]-10,13-dimethyl-2,3,4,7,8,9,11,12,14,15,16,17-dodecahydro-1H-cyclopenta[a]phenanthren-3-ol

化合物名称		PubChem CID	IUPAC Name
中文	英文		
胡萝卜甾醇	daucosterol	5742590	(2R,3R,4S,5S,6R) – 2 – [[(3S,8S,9S, 10R,13R,14S,17R) – 17 – [(2R,5R) – 5 – ethyl – 6 – methylheptan – 2 – yl] – 10,13 – dimethyl – 2,3,4,7,8,9,11,12,14,15,16, 17 – dodecahydro – 1H – cyclopenta [a] phenanthren – 3 – yl]oxy] – 6 – (hydroxym- ethyl)oxane – 3,4,5 – triol
软木三萜酮	friedelin	91472	(4R,4aS,6aS,6aS,6bR,8aR,12aR,14aS, 14bS) – 4,4a,6a,6b,8a,11,11,14a – oc- tamethyl – 2,4,5,6,6a,7,8,9,10,12, 12a,13,14,14b – tetradecahydro – 1H – picen – 3 – one
α – 香树脂醇	α – amyrin	73170	(3S,4aR,6aR,6bS,8aR,11R,12S,12aR, 14aR,14bR) – 4,4,6a,6b,8a,11,12,14b – octamethyl – 2,3,4a,5,6,7,8,9,10,11,12, 12a,14,14a – tetradecahydro – 1H – picen – 3 – ol
β – 香树脂醇	β – amyrin	73145	(3S, 4aR, 6aR, 6bS, 8aR, 12aR, 14aR, 14bR) – 4,4,6a,6b,8a,11,11,14b – octamethyl – 1,2,3,4a,5,6,7,8,9,10, 12,12a,14,14a – tetradecahydropicen – 3 – ol
柳杉二醇	cryptomeridiol	165258	(1R,4aR,7R,8aR) – 7 – (2 – hydroxypropan – 2 – yl) – 1,4a – dimethyl – 2,3,4,5,6,7, 8,8a – octahydronaphthalen – 1 – ol
魁蒿内酯	yomogin	174865	(3aR,8aS,9aR) – 5,8a – dimethyl – 3 – methylidene – 3a,4,9,9a – tetrahydrobenzo [f][1]benzofuran – 2,6 – dione

（续上表）

化合物名称		PubChem CID	IUPAC Name
中文	英文		
香树脂醇乙酸酯	α – amyrin acetate	293754	(4,4,6a,6b,8a,11,12,14b – octamethyl – 2, 3,4a,5,6,7,8,9,10,11,12,12a,14,14a – tetradecahydro – 1H – picen – 3 – yl)acetate
羽扇豆酮	lupenone	92158	(1R, 3aR, 5aR, 5bR, 7aR, 11aR, 11bR, 13aR,13bR) – 3a,5a,5b,8,8,11a – hexa-methyl – 1 – prop – 1 – en – 2 – yl – 2,3, 4,5,6,7,7a, 10, 11, 11b, 12, 13, 13a, 13b – tetradecahydro – 1H – cyclopenta[a] chrysen – 9 – one
羽扇豆醇乙酸酯	lupenyl acetate	92157	[(1R, 3aR, 5aR, 5bR, 7aR, 9S, 11aR, 11bR, 13aR, 13bR) – 3a, 5a, 5b, 8, 8, 11a – hexamethyl – 1 – prop – 1 – en – 2 – yl – 1,2,3,4,5,6,7,7a,9,10,11,11b, 12,13,13a,13b – hexadecahydrocyclopenta[a]chrysen – 9 – yl] acetate
西米杜鹃醇	simiarenol	12442794	(3R, 3aR, 5aR, 5bS, 9S, 11aS, 11bR, 13aS,13bR) – 3a,5a,8,8,11b,13a – hex-amethyl – 3 – propan – 2 – yl – 1,2,3,4, 5,5b,6,9,10,11,11a,12,13,13b – tetra-decahydrocyclopenta[a]chrysen – 9 – ol
羊齿烯酮	fernenone	12305184	(3R,3aR,5aR,5bR,7aR,11aS,13aS,13bR) – 3a,5a,8,8,11a, 13a – hexamethyl – 3 – propan – 2 – yl – 2,3,4,5,5b,6,7,7a,10, 11, 13, 13b – dodecahydro – 1H – cyclo-penta[a]chrysen – 9 – one

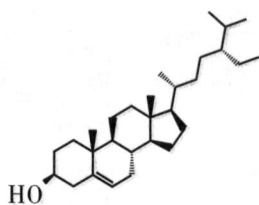

β – sitosterol

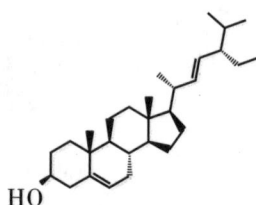

stigmasterol

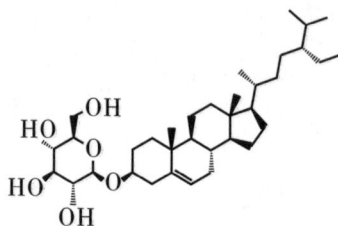

daucosterol

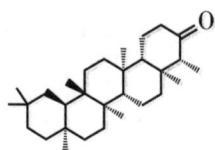

friedelin

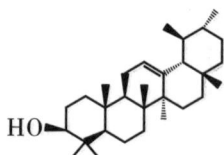

β – amyrin

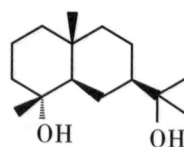

cryptomeridiol

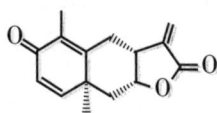

yomogin

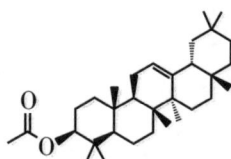

α – amyrin acetate

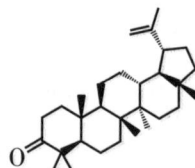

lupenone

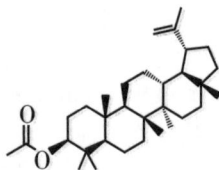

lupenyl acetate

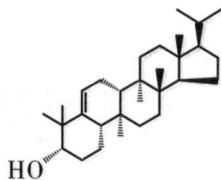

simiarenol

图2－4　艾叶中甾醇类、三萜类、桉叶烷型倍半萜化合物结构式

三 苯丙素类

苯丙酸类和香豆素都属于苯丙素类物质，这类物质也存在于艾叶中，并且多种苯丙酸类物质是艾叶 HPLC 指纹图谱中的成分。

在艾叶中发现的香豆素类物质有东莨菪内酯、伞形花内酯和瑞香素。刘益红从艾草中成功提取出绿原酸，进一步的研究发现含有绿原酸、咖啡酸、异绿原酸 A、金丝桃苷、异槲皮苷和滨蒿内酯等物质的艾草提取物具有抑制皮炎的药理作用。李玲等利用快速液相色谱 - 高分辨飞行时间质谱（RRLC - TOMFS）技术快速地鉴别出绿原酸、3,5 - O - 二咖啡酰基奎宁酸、4,5 - O - 二咖啡酰基奎宁酸等苯丙酸类化合物。于晓等利用70%甲醇萃取，通过 HPLC 检测得到艾叶中新绿原酸、绿原酸、隐绿原酸、3,4 - 二咖啡酰奎宁酸、3,5 - 二咖啡酰奎宁酸、4,5 - 二咖啡酰奎宁酸6 种有机酸类成分含量。

最近的研究显示，采用超高效液相色谱与串联四极杆飞行时间质谱（UPLC - Q - TOF - MS/MS）和 HPLC 技术可同时检测到艾叶中有机酸和黄酮类成分，并可以将这些成分的图谱应用于艾叶质量的鉴别中。

表2-4 艾叶中的苯丙素类成分

化合物名称		PubChem CID	IUPAC Name
中文	英文		
东莨菪内酯	scopoletin	5280460	7 - hydroxy - 6 - methoxychromen - 2 - one
伞形花内酯	umbelliferone	5281426	7 - hydroxychromen - 2 - one
瑞香素	daphnetin	5280569	7, 8 - dihydroxychromen - 2 - one
绿原酸	chlorogenic acid	1794427	(1S,3R,4R,5R) - 3 - [(E) - 3 - (3,4 - dihydroxyphenyl) prop - 2 - enoyl] oxy - 1,4,5 - trihydroxycyclo- hexane - 1 - carboxylic acid

（续上表）

化合物名称		PubChem CID	IUPAC Name
中文	英文		
咖啡酸	caffeic acid	689043	（E）－3－（3,4－dihydroxyphenyl）prop－2－enoic acid
异绿原酸 A	isochlorogenic acid A	6474310	（3R,5R）－3,5－bis［［（E）－3－（3,4－dihydroxyphenyl）prop－2－enoyl］oxy］－1,4－dihydroxycyclo-hexane－1－carboxylic acid
金丝桃苷	hyperin	5281643	2－（3,4－dihydroxyphenyl）－5,7－dihydroxy－3－［（2S,3R,4S,5R,6R）－3,4,5－trihydroxy－6－（hydroxymethyl）oxan－2－yl］oxychromen－4－one
异槲皮苷	isoquercetin	5280804	2－（3,4－dihydroxyphenyl）－5,7－dihydroxy－3－［（2S,3R,4S,5S,6R）－3,4,5－trihydroxy－6－（hydroxymethyl）oxan－2－yl］oxychromen－4－one
滨蒿内酯	scoparone	8417	6,7－dimethoxychromen－2－one

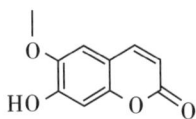

scopoletin

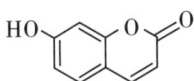

umbelliferone

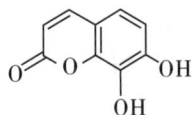

daphnetin

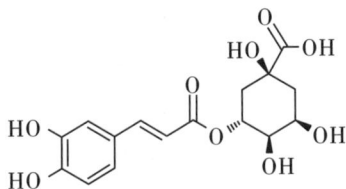

chlorogenic acid

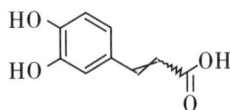

caffeic acid

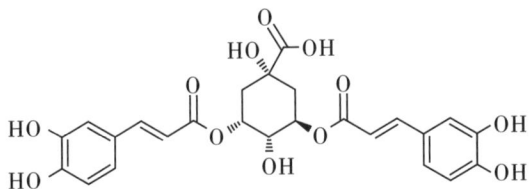

isochlorogenic acid A

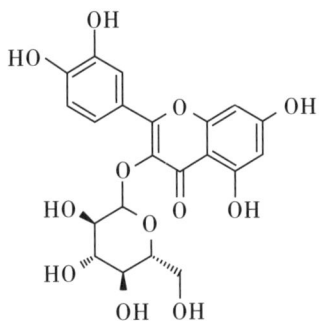

hyperin

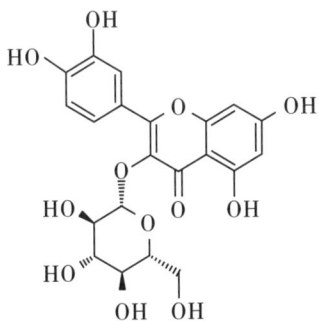

isoquercetin

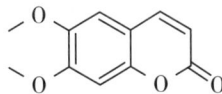

scoparone

图 2-5　艾叶中苯丙素类化合物结构式

四 鞣质

艾叶中所含鞣质属于综合型，目前检测出的有单宁酸类、儿茶酚类。易筠对不同产地艾叶中鞣酸的含量进行了对比分析，发现蕲艾总鞣酸含量（13.29%）最高。鞣质在艾叶止血功效中发挥重要作用。体外凝血实验证明艾叶鞣酸和艾焦油凝血作用较好，而艾叶挥发油具有活血作用。传统中医常用艾炭作为止血药，推测艾炭炒制过程中，艾叶中的挥发油经高温去除，其他凝血成分得以保留，使艾炭具有凝血止血功能。此外，艾叶鞣酸具有良好的抗氧化作用，对超氧阴离子自由基和羟自由基具有较强的清除作用。同时体外实验证明，艾叶鞣酸具有抗肿瘤活性。

第三章　艾草的现代药理研究

随着现代生物技术和化学分析技术的不断进步，艾草中丰富的化学成分逐步被分离、鉴定。研究人员对艾草，尤其是汤阴北艾、蕲艾等道地药材的药理药效进行了大量研究，发现艾草具有抗菌、抗病毒、抗氧化、抗炎、抗肿瘤等广泛的药理作用。这些研究为艾草的现代化产品开发提供了有力的科学依据。

第一节　艾草的抗菌、抗病毒作用

中国自古就有用艾草烟熏、洗浴、驱邪避秽的习俗，"家中三年艾，郎中不用来"。现代药理研究证明，艾叶烟熏、水煎液、挥发油具有显著的抑菌和抗病毒效果。

艾叶烟熏是一种民间用药方法。李小敏、姜文全等应用艾条熏蒸法净化母婴病房空气，空气中菌群数量均达到正常指标（空气菌数≤500CFU/m³），且该方法对人皮肤、黏膜无刺激性，气味芬芳，不影响母婴休息，优于紫外线照射、过氧乙酸熏蒸等措施。赵红梅等进一步研究了艾条剂量、熏蒸间隔时间等对母婴病房空气净化效果的影响，证明1根计时艾条可满足6m²的母婴病房空气净化要求，熏蒸最佳间隔时间为4天；同时他们还发现艾条熏蒸对乙肝病毒HBsAg和HBeAg均有一定的灭活效果。李瑞红等在应用艾叶熏蒸净化家庭式病房空气时发现，艾叶熏蒸能有效降低上呼吸道感染发病率，对预防流感有显著效果。叶春枚等通过艾熏抑菌实验发现，纯艾绒在无菌器皿中烟熏20分钟即可抑制金黄色葡萄球菌和乙型链球菌生长；烟熏30分钟后，可以抑制大肠杆菌的生长；烟熏 50 分钟后可抑制绿脓杆菌的生长。李炎强等采用同时蒸馏萃取和 GC/MS 法在艾叶烟气粒相物中鉴定发现 46 种挥发性成分，主要有 1,8 - 桉树脑、艾醇、龙脑、松油醇、香芹醇、反 - 石竹烯、大根香叶烯、石竹烯氧化物、斯巴醇、十六酸、叶绿醇和绿花白千层醇等。烟雾中的挥发油可能是艾叶熏蒸抗菌、抗病毒的主要成分。

艾叶挥发油的抗菌、抗病毒活性已得到大量的研究证实。刘先华、游思湘、甘昌盛等发现艾叶挥发油具有较强的广谱抗菌作用，在体外对炭疽杆菌、绿脓杆菌、大肠杆菌、沙门氏菌和金黄色葡萄球菌等细菌生长均具有显著抑制作用；对水生生物常见病原菌鱼害黏球菌、荧光假单胞菌、嗜水气单胞菌、大肠埃希氏菌、副溶血菌、产酸克雷伯菌等也具有较好的抑制效果。将艾叶挥发油分别腹腔注射给被金黄色葡萄球菌、大肠杆菌、绿脓杆菌感染的小鼠，艾叶挥发油对感染小鼠具有一定的保护作用。

Guan 等进行了艾叶水蒸馏法和超临界萃取法两种提取方法获得的挥发油对植物病原真菌灰霉菌和链格孢菌的影响的研究，结果表明艾叶挥发油对二者均具有显著抑菌活性。吴生兵等将艾叶挥发油分别与白色念珠菌、絮状表皮癣菌、新型隐球菌等真菌及带状疱疹病毒孵育，结果证明艾叶挥发油作用 30 分钟可杀灭絮状表皮癣菌，40 分钟可杀灭白色念珠菌，60 分钟可杀灭新型隐球菌，对带状疱疹病毒也具有抑制作用。韩轶等证明艾叶挥发油对呼吸道合胞病毒（RSV）有显著抑制作用。赵志鸿等发现艾叶挥发油可抑制 HepG2.2.15 细胞 HBsAg、HBeAg 的表达和乙型肝炎病毒（HBV）DNA 的复制。

艾叶浸提物同样具有抑菌、抗病毒作用。曹仁烈等研究了艾叶水浸液、酒浸液、醋浸液抗真菌效果：艾叶水浸液对堇色毛癣菌、许兰氏黄癣菌、奥杜盘氏小芽孢癣菌、羊毛样小芽孢癣菌、红色表皮癣菌、星形奴卡氏菌等有明显抑制作用；酒浸液对同心性毛癣菌、石膏样毛癣菌、许兰氏黄癣菌、奥杜盘氏小芽孢癣菌、铁锈色小芽孢癣菌、羊毛样小芽孢癣菌、腹股沟表皮癣菌、红色表皮癣菌、星形奴卡氏菌等有明显抑制作用；醋浸液对堇色毛癣菌、同心性毛癣菌、石膏样毛癣菌、许兰氏黄癣菌、奥杜盘氏小芽孢癣菌、铁锈色小芽孢癣菌、羊毛样小芽孢癣菌、石膏样小芽孢癣菌、腹股沟表皮癣菌、K - W 氏表皮癣菌、星形奴卡氏菌等有明显抑制作用。刘巍、尹美珍等研究发现艾叶水提液对金黄色葡萄球菌、肺炎双球菌、大肠杆菌、肺炎克雷伯菌、土生克雷伯菌、铜绿假单胞菌、伤寒杆菌、白色念珠菌、表皮葡萄球菌等均有抑制作用。赵宁等发现艾叶浸提物对枯草芽孢杆菌生长也有抑制作用。孙红祥等检测了艾叶醇提液对 16 种霉菌均具有显著抑制作用。Zhang 等发现艾叶醇提物通过影响金黄色葡萄球菌生物被膜的形成来抑制金黄色葡萄球菌甲氧西林抗性菌的生长，可减轻金黄色葡萄球菌甲氧西林抗性菌感染小鼠组织损伤，发挥抗菌保护作用。Guo 等比较研究了艾叶醇提物和水提物对铜绿假单胞菌、金黄色葡萄球菌甲氧西林抗性菌和大肠杆菌的影响，二者对三种菌均具有抑制效果，水提物对铜绿假单胞菌的抑制效果尤其显著。艾叶水提物主要通过抑制铜绿假单胞菌群体感应系统的毒力相关因子的表达发挥抑菌作用。

第二节　艾草的抗炎镇痛作用

一　艾灸抗炎镇痛的药理研究

艾灸，始于中国，是中医传统治疗方法。《名医别录》称艾叶"主灸百病"，《备急灸法》认为"仓促救人者，唯灼艾为第一"。目前，"中医针灸"已被列入人类非物质文化遗产代表作名录。现代药理研究发现，艾灸对多种炎症性疾病和疼痛具有显著治疗效果。

膝骨关节炎（KOA）属于中医"痹症"范畴，现代医学研究表明：KOA的一系列损伤与慢性低度炎性反应和氧化应激水平有关。KOA 患者血清和关节液中炎性因子如 IL－1β、TNF－α 含量高于正常人，膝关节软骨代谢异常导致软骨变形、缺损以及再生异常，最终引起膝关节正常结构被破坏。研究证实，艾灸对类风湿性关节炎、膝骨关节炎具有显著抗炎效果。艾灸可以减轻创伤性关节炎骨损伤程度。陈波等对兔膝关节注射木瓜蛋白酶建立膝骨性关节炎模型，艾灸内、外膝眼，阳陵泉，阴陵泉，血海等穴，可有效减轻软骨破坏和关节病损，其作用机制可能通过降低 MMP－1 和 TNF－α 的破坏作用来实现。李申林等发现通过隔三七饼灸内、外膝眼，血海，阳陵泉，阿是穴能有效降低创伤性膝关节炎模型兔血清中 IL－1β、TNF－α 的含量，减轻关节软骨损伤程度。李卓东等艾灸患者内、外膝眼及阿是穴，通过检测治疗前后患者血清及膝关节滑液透明质酸水平的变化，评价艾灸治疗膝骨性关节炎临床疗效，结果表明艾灸是治疗膝骨性关节炎的有效方法。

季辉、吴晓、高梓珊、任继刚等应用弗氏完全佐剂建立佐剂性关节炎大鼠模型。通过艾灸大鼠足三里、肾俞穴，发现艾灸可降低模型大鼠踝关节肿胀度，升高模型鼠热痛阈值。同时艾灸可显著降低模型大鼠血清中 IL－17、IL－6、IL－1β、TNF－α 的促炎因子表达，升高 IL－2、IL－10、TGF－β 等抗炎因子表达，从而缓解机体炎症反应，且艾灸发挥抗炎效应需要适宜的灸温，并具有时间节律性。李尊元等应用 Ⅱ 型胶原诱导的类风湿关节炎小鼠模型同样观察到艾灸模型小鼠足三里、肾俞穴可显著缓解模型小鼠关节肿胀，并且模型小鼠脾脏中促炎因子 IL－17、IL－6、IL－1β 表达降低，抗炎因子 IL－10、TGF－β 表达升高。同时任继刚等认为艾灸作为一种温热性刺激能够调控 PD－1/PD－L1 信号通路来影响 T 细胞活化，抑制促炎因子 IFN－γ 活性，促进抗炎因子 IL－10 分泌，调节 Th1/Th2 细胞平衡，从而发挥抗炎作用。白玉等应用弗氏完全佐剂建立佐剂性关节炎家兔模型，证明艾灸肾俞、足三里穴能降低模型家兔滑膜组织 TGF－β1、NF－κB p65 的蛋白含量，进而下调 VEGF 的表达，抑制血管新生和血管翳形成，缓解滑膜炎症，发挥抗炎镇痛之效。唐照亮等通过建立大鼠佐剂性关节炎模型研究艾灸对免疫性炎症的影响，发现艾灸肾俞、足三里穴具有抗炎免疫作用，主要抑制 TNF、IL－1 等炎症因子的释放，增强与改善机体的免疫功能，保护胸腺、脾脏等免疫器官，并且调节炎症自由基代谢的紊乱和 NO、NE、5－HT 神经递质的失衡，促进内环境稳定等效果。李晓娟等通过艾灸小鼠关元穴发现艾灸的温热作用可以通过 mTOR 依赖和非依赖信号传导途径激活小鼠巨噬细胞的自噬反应，从而发挥抗炎作用。实验研究证实，下丘脑—垂体—肾上腺轴（HPA 轴）是灸疗作用中的一条重要神经体液性途径，且外周交感神经、海马体和松果体（MT）也都参与艾灸对免疫调节作用的信息传递。

艾灸不但对损伤性关节炎症以及膝骨关节炎症具有很好的消炎止痛效果，还对慢性盆腔炎、胃炎、甲状腺炎等其他炎症疾病具有疗效。夏勇、王晓燕等发现通过隔药艾灸桥本甲状腺炎、慢性淋巴细胞性甲状腺炎患者关元、命门等穴，可有效纠正患者甲状腺功能和免疫功能，患者甲状腺功能恢复正常。

徐凤荣等在临床中隔药艾灸患者关元、中极、归来、足三里、三阴交等穴，发现可有效治疗慢性盆腔炎。李晓杰、陈玉飞等通过隔药灸归来、水道、神阙、秩边、次髎等穴，治疗气滞血瘀型慢性盆腔炎患者，发现可显著减少患者盆腔积液，改善患者血液流变学、盆腔血流动力学等指标，降低血浆 TXB_2、6 – Keto – $PGF_{1\alpha}$ 含量，达到改善患者临床体征和治疗气滞血瘀型慢性盆腔炎的疗效。

谢华等通过温和灸患者足三里、中脘、脾俞、胃俞等穴治疗脾胃虚寒型浅表性胃炎，发现在近期疗效和远期疗效方面都明显高于临床用药组。刘密、许晓蓓等应用束缚冷应激法制备应激性胃黏膜损伤大鼠模型，艾灸大鼠足三里、中脘等穴，发现可抑制细胞炎症反应中免疫促炎因子 IL – 1β、TNF – α 和促进抗炎因子 IL – 10 的表达，上调胃黏膜保护因子 PGE2、CGRP、MT 和 HSP70，从而促进大鼠胃黏膜损伤的修复、减轻急性炎症反应，达到保护胃黏膜的作用。同时还促进大鼠胃血流量的循环，提高胃血清中 TGF – α 含量与胃组织 EGFR 的表达，激活了胃黏膜内源性保护物质，增强了胃的防御功能。

此外，康明非、罗英华、袁卫华、郭佳、马长注、王婷婷、张霁、马喆等的研究也表明艾灸对慢性前列腺炎、慢性疲劳大鼠炎性应激、慢性支气管炎、神经根炎、肠炎以及脑缺血再灌注过程中炎症反应均有显著的抗炎效果。

二　艾叶提取成分的抗炎镇痛的药理研究

（一）艾叶挥发油

艾叶主要活性成分为挥发油类物质，具有平喘、祛痰、镇咳、抗菌、抗过敏等药理作用。研究发现艾油抗炎作用体现在多个方面，包括急性耳肿、足水肿以及关节炎等。赵桂芝等利用二甲苯致小鼠耳肿胀急性炎症模型研究了用水蒸气蒸馏法所提取的艾油的抗炎作用。给耳肿胀急性炎症的小鼠连续5天灌胃艾叶挥发油后，通过比较左右耳重量差，发现艾叶挥发油尤其是低浓度的艾叶挥发油对耳肿胀急性炎症有明显抑制作用。湖北中医药大学中药资源与复方教育部重点实验室分别利用 LPS 诱导 RAW264.7 巨噬细胞以及小鼠耳水肿模型，在体内和体外水平探究了艾油治疗急性耳炎的作用机制。结果表明，在细胞模型中艾油下调 iNOS 和 COX－2 蛋白及其转录阶段 mRNA 水平的表达，但并未影响这两种蛋白的活性；同时艾油抑制 JAK2 和 STAT1/3 的磷酸化，但不抑制 MAPK 和 NF－κB 级联的激活。在体内实验研究中，口服艾油可以显著减轻 2－O－十四烷酰佛波醇－13－乙酸酯（TPA）诱导的小鼠耳水肿，并降低 COX－2 的蛋白水平。

同时，关于类风湿关节炎方面，在临床上，对比传统有烟燃烧艾法，孙竹娟将艾叶挥发油通过加热透入相关穴位配合针刺治疗类风湿关节炎，结果显示后者在减轻关节疼痛与肿胀，改善关节功能，控制病情方面获得较好的治疗效果。除此之外，徐云浩等利用 FCA 联合鸡卵蛋白复制兔子的类风湿性关节炎模型，通过灌胃研究吲哚美辛与艾叶挥发油联合使用对类风湿性关节炎的作用，研究表明不同浓度的吲哚美辛联合艾叶挥发油治疗实验性类风湿性关节炎均有明显的抗炎效应，且以高剂量作用最为显著，提取加药组血浆可发现 IL－1、TNF－α 促炎因子水平明显下调。张枢等建立大鼠过敏性鼻炎模型，以观察灌胃给药后艾叶挥发油对大鼠的变应性鼻炎的影响。结果表明，给药后大鼠的喷嚏次数、搔鼻强度、鼻腔分泌物均有明显下降，同时检测大鼠血清中的 IgE、IL－4、IL－5 含量，发现艾油与阳性药氯雷他定无明显统计学差异。

（二）艾叶提取物

艾草的药理作用广泛，是因为艾草中含有挥发油、黄酮、多糖、鞣酸、萜类及微量元素等多类具有生物活性的物质成分。

艾油提取物成分种类众多，药理作用多样。其中起到抗炎作用的包括倍半萜烯二聚体（DSF－52）、黄酮（ALE）、脱氢曲霉素 A 等。其中艾油提取物半萜烯二聚体可通过抑制脂多糖（LPS）诱导激活小胶质细胞的神经炎症反应，其具体作用机制是抑制病变细胞中的 JNK/p38 MAPKs 信号传导途径和 Jak2/Stat3 信号传导途径，抑制细胞中 NO、PGE 2 和 TNF－α 的产生。

艾叶的黄酮类提取物可通过调节炎症因子超氧化物歧化酶和丙二醛的水平，从而起到抗炎作用。韩国釜山国立大学通过 1－氟－2,4－二硝基苯（DNFB）诱导 CD 小鼠的耳水肿评估了艾油中黄酮类提取物对耳组织的组织病理学变化和细胞因子产生的影响。研究发现艾叶黄酮能有效治疗 DNFB 反复刺激引起的耳肿症状，明显抑制表皮增生并减少免疫细胞浸润，降低了发炎组织中 TNF - α、IFN - γ 和 IL - 6 的产生水平，并以浓度依赖性的方式降低 iNOS 和 NO 的表达，同时，ALE 对 COX - 2 的表达以及 PGE2 的产生都具有抑制作用。

韩国光州忠南国立大学通过建立小鼠过敏性哮喘模型，研究艾草及其活性物质 dehydromatricarin A（$C_{17}H_{18}O_5$）对气道炎症的治疗作用，结果发现，艾草和 dehydromatricarin A 可以减轻哮喘动物的气道高反应（AHR），降低炎性细胞数量积累以及气道黏液过量分泌，并且可以降低 OVA 特异性 IgE 和 Th2 细胞因子，这与组织学检查的结果一致。此外，艾草和 dehydromatricarin A 治疗显著降低过敏性哮喘小鼠体内的 Erk 磷酸化水平，降低基质金属蛋白酶 9（MMP - 9）的表达以及活性。

第三节　艾草的抗氧化作用

一、艾灸的抗氧化作用

江红轲等人以 SD 大鼠为实验对象，分别提取不同实验组的心、肝、脑、肾、骨骼肌组织，对比安静组、训练组和训练 + 艾灸足三里、关元穴组的 SOD、CAT、GSH - Px、MDA 等抗氧化与氧化指标，发现艾灸能够降低心肌组织在大强度运动时所受到的损伤。艾灸后的耐力训练显示，大鼠在心、肝、脑、肾、骨骼肌等组织的抗脂质过氧化和清除自由基方面明显强于训练组。说明艾灸能从整体上提高大鼠的抗氧化水平，延缓运动性疲劳产生。杨梅等以分光光度法测定艾叶燃烧物几种提取分离产物以及艾油清除 1，1 - 二苯基 - 2 - 苦基肼（DPPH）自由基的能力，也发现了艾叶燃烧产物中的 5 - 叔丁基连苯三酚具有清除自由基能力，比天然抗氧化剂维生素 C 和人工合成抗氧化剂 2，6 - 二叔丁基对甲酚（BHT）还要强，其自由基清除率分别为维生素 C 和 BHT 的 1.55 倍与 1.21 倍。许焕芳等人以 SAMP8 小鼠为实验对象，以不同浓度艾烟处理不同时间，在对血清 SOD 和 GSH – Px 抗氧化指标的研究中，发现时间和浓度两因素间存在交互作用。结合均数比较可知，艾烟干预各组中血清 SOD 活性以中浓度 30 分钟为优，而 GSH – Px 活性以中浓度 15 分钟为优。提示中浓度艾烟干预 15 分钟可以较好地升高血清 GSH – Px 活性，而中浓度艾烟干预 30 分钟则可以较好地提高血清 SOD 活性。作者又对不同实验分组的小鼠脑组织中 MDA 水平进行了检测，发现艾烟干预各组脑 MDA 的含量均显著低于模型组，差异有统计学意义，并且艾烟干预各组脑 MDA 的含量呈"中浓度 < 低浓度 < 高浓度"的趋势。综合而言，作者认为中浓度艾烟干预 15 分钟或 30 分钟是提高抗氧化能力的适宜干预条件。徐兰凤与吴中朝等人选择无重大疾病老年人作为实验对象，对其进行施灸取穴：足三里（双）、神阙。每次每穴灸 10 分钟，对老人施灸前后进行空腹静脉取血，用化学比色法测定 SOD 与 MDA。结果显示：艾灸能提高血浆中 SOD 的活力（含量），施灸前后自身对照，差异非常显著；艾灸能减少血浆中 MDA 的含量，施灸前后差异显著。丁菊英等人同样选择无重大疾病老年人作为实验对象，艾灸其大椎、脾俞（双）、肾俞（双），以及膻中、中脘、神阙、关元、足三里（双）穴位，对比艾灸前后的 SOD 与 LPO 含量，发现经艾灸治疗后，SOD 活性增高，LPO 含量下降，提示艾灸有明显清除自由基作用。

二、艾叶提取物抗氧化研究

艾叶提取物也具有抗氧化的功能。李佳轩利用水蒸气蒸馏和醇提法，获得艾叶提取物，以 ICR 小鼠建立小鼠急性束缚模型，通过灌胃法，观察小鼠 SOD、GSH 及 MDA 表达量的变化。与模型对照组对比发现，高剂量组 GSH 和 SOD 含量明显增加，MDA 含量明显减少，结果显示艾叶提取物具有一定的体内抗氧化作用。况伟等采用水、75% 乙醇、95% 乙醇、甲醇、乙酸乙酯、丙酮等为溶剂，结合超声波辅助提取法及传统煎煮法提取艾草成分，再分别测定提取液的总黄酮含量、总酚含量、自由基清除活性，以此筛选出抗氧化活性成分提取效果好的方法及溶剂。结果表明，95% 乙醇为溶剂结合超声波辅助提取物有较强的抗氧化性。95% 乙醇超声波辅助提取干燥物再用正丁醇超声萃取后的提取液具有较好的抗氧化性，总黄酮和总酚含量也高，其对 DPPH 清除能力也较好，表明正丁醇能对艾草醇提物中的抗氧化物质进行选择性分离富集。赵飞等通过对健康雏鸡进行分组，分别加入不同浓度的艾草水提物，试验研究发现，与对照组相比，在肉仔鸡饲粮中添加艾草水提物能提高肝和胸肌组织抗氧化酶（CAT、T – SOD 和 GSH – Px）的活性，这表明艾草水提物是一种有效自由基清除剂，能有效提高肝和胸肌组织的抗氧化能力。

艾草中的黄酮（flavonoids of *Artemisia argyi* Lévl. et Vant，简称 FAA）是天然抗氧化剂和自由基清除剂，是值得进一步开发利用的天然产物。FAA 对 $O_2 \cdot$ 的清除效果良好（$IC_{50} = 151.17mg/L$），强于 Vc；对 $\cdot OH$ 的清除能力（$IC_{50} = 15.34mg/L$）稍逊于 Vc；对 H_2O_2 清除能力（$IC_{50} = 0.23mg/L$）优于 Vc，是 Vc 的 4 倍；FAA 对 DNA 受损有很好的保护作用（$IC_{50} = 15.46mg/L$），比 Vc 强，研究结果显示艾草黄酮具有体外抗氧化活性和对 DNA 氧化损伤的保护作用，是一种高效的自由基清除剂。

艾草黄酮类成分以游离黄酮为主，而且既有黄酮又有黄酮醇化合物，具有增强免疫，延缓衰老，防癌抗癌等多方面的作用，再次体现了艾叶在食品药品等多个领域广泛的应用前景。

胡岗等研究证实艾叶多糖体外也具有抗氧化活性和清除自由基的作用，对 $\cdot OH$ 自由基、超氧阴离子自由基、DPPH 自由基均有一定的清除能力。谭冰等采用热水浸提法提取艾叶多糖并进行初步纯化，用苯酚 – 硫酸法测定其含量，参照 Fenton 反应的方法检测艾叶多糖对羟自由基的清除作用，研究结果显示艾叶多糖对 Fenton 体系产生的 $\cdot OH$ 自由基有清除作用。以上研究还共同指出，在一定范围内，多糖含量越高，其清除自由基能力越强。除此之外，艾叶中的咖啡酸酯也具有抗氧化活性和自由基清除能力。洪宗国等人发现，将艾叶燃烧生成物的甲醇提取物应用于甲基丙烯酸甲酯自由基聚合反应体系中，具有较强的清除自由基能力，其中咖啡酸酯具有中等强度的抗氧化作用。

艾叶中多种具有抗氧化作用的活性成分可以应用于皮肤护理上。例如，艾叶精油可以抑制黑色素的形成。黑色素是表皮黑素细胞产生的一种黑色色素，有研究称，一些皮肤色素沉着疾病，如雀斑、黄褐斑、老年斑等是黑色

素异常积累的结果。因此，许多皮肤脱色剂（主要是酪氨酸酶抑制剂）已被
应用于皮肤美白产品中，用于治疗或预防皮肤色素异常沉积。然而，各种化
学脱色剂都有副作用。因此，寻找一种安全有效的皮肤美白成分仍然是化妆
品研发领域的一个目标。艾叶与这些化学物质相比，其安全性更高，对人体
危害小，具有很强的 DPPH 和 ABTS + 的清除效果。

第四节　艾草的抗肿瘤作用

　　艾叶中活性物质的抗肿瘤活性也被深入研究。已有报道利用艾叶水提物
处理肝癌细胞 24 ~ 48 小时，结果发现艾叶总水提物和去除多糖的艾叶水提取
物都可以使肝癌细胞明显皱缩，抑制增殖，诱导肝癌细胞死亡；研究还发现
多糖提取物作用较弱，虽然也能抑制肝癌细胞增殖，但效果不如去多糖水提
物。因此，进一步筛选抗癌活性精细组分或先导化合物可从艾叶去多糖水提
物中深入研究。另一个有关研究发现艾叶水提取物两种制剂对乳腺癌细胞生
长均有抑制作用，其水溶性提取物可通过线粒体途径诱导细胞凋亡，凋亡诱
导与 caspase – 3,8,9 的激活、膜电位的去极化、BCL – 2 表达下调有关。

　　艾叶乙酸乙酯提取物和正丁醇提取物都具有不同程度的抑制人癌细胞株
SGC – 7901、SMMC – 7721、Hela 细胞的作用，并有明显的剂量依赖关系。也
有研究显示艾叶的提取物通过潜在调节 p38 激酶途径和/或导致胃上皮细胞中
NF – κB 依赖性途径的信号阻断 TNF – α 介导的炎症信号，进而发挥抑制肿瘤
细胞的作用。

　　艾叶中含量丰富的黄酮棕矢车菊素（jaceosidin）能抑制人类乳头状瘤病毒
肿瘤蛋白 E6 和肿瘤抑制蛋白 p53 的结合，能抑制肿瘤蛋白 E7 和肿瘤抑制蛋白
Rb 的结合；也能够抑制宫颈癌细胞（包括 SiHa 和 CaSki）中 HPV – 16 的功能。
环氧合酶 – 2（COX – 2）和基质金属蛋白酶（MMPs）水平升高常见于各种类型
的癌细胞和转化细胞，近期研究表明棕矢车菊素阻断了 TPA 诱导的细胞外信号
调节蛋白激酶 – 1 和 – 2（ERK – 1 和 – 2）的磷酸化（ERK – 1 和 – 2 是调节
COX – 2 和 MMP 的信号分子之一）。这些结果表明，棕矢车菊素通过阻断人乳腺
上皮细胞中的 ERK – 1 和 ERK – 2 磷酸化来抑制 TPA 诱导的 COX – 2 和 MMP – 9

的上调，这表明其对于乳腺癌的预防潜力。艾叶中黄酮类化合物5,6 - 二羟基 -
7,3',4' - 三甲氧基黄酮和5,6,4' - 二羟基 - 7,3' - 二甲氧基黄酮还能抑制肿瘤细
胞 SW620、A549、PC - 3、LOX - IMVI 和 HCT 15 的增殖。

艾叶多糖可提高 TNF 的活性以及对 NK 细胞发挥协同作用而发挥一定的
免疫抗肿瘤作用，可以直接抑制肝癌细胞的增殖。Zhang 等人从艾叶中分离出
一种水溶性多糖，研究其是否抑制 S180 荷瘤小鼠体内移植瘤的生长及潜在的
免疫刺激作用。结果表明这种水溶性多糖不仅抑制了小鼠体内的肿瘤生长，
而且激活了荷瘤小鼠的先天免疫功能。它的抗肿瘤机制可能是通过改善宿主
免疫反应从而阻碍了免疫抑制作用。在其另一项研究中称从艾叶中分离得到
的倍半萜内酯（SL3），研究发现其对两种胃癌细胞具有明显的抑制作用。作
者研究了它的抑制机制：SL3 通过促进 P47 膜易位，激活烟酰胺嘌呤二核苷酸
氧化酶（NADPH），在细胞内诱导产生活性氧，并通过线粒体依赖的 caspase - 3
凋亡通路的激活诱导胃癌细胞凋亡。

第五节　艾草的免疫调节作用

人体免疫力在机体对抗疾病的过程中发挥着防御、监视以及自稳的作用，
是人体自我保护的一种能力，免疫调节是人体天然的保护抗病屏障，免疫学
理论指出99％的疾病都与机体的免疫功能有关。提升自身免疫力，是预防和
抵抗疾病的最重要的环节。传统医学以及现代科学研究已经证实艾草具有一
定的增强机体免疫力的作用。

一　艾灸对机体免疫的调节作用

艾灸具有温经散寒、固本扶阳的作用，因此被作为中医治疗和家庭保健
的常用方法。在 2020 年爆发的新型冠状病毒肺炎疫情中，艾草也发挥了极大
的抗疫作用。国家中医药管理局、中国针灸学会以及湖北、四川、河南等地
针对性地提出艾灸保健方案，艾灸烟雾除了对 SARS 病毒、腺病毒、鼻病毒、
流感病毒和副流感病毒有一定的抑制作用，还可增加体内特异淋巴细胞，诱

生和促诱生具有抗病毒功能的干扰素，激活免疫系统，并且其产生的近红外线可促使人体产生大量 ATP，为机体免疫功能提供必需的能量。此外，艾草防疫香囊可作为中药外治的一种方式。广东省第二人民医院采用艾熏和艾草中药香囊作为疫情防治手段。防疫香囊含有艾草、苍术、薄荷、佩兰、羌活、大黄等药物，具有健脾和胃、理气解郁、通窍醒神的功效。研究发现，中药香囊中的挥发性物质可以刺激血清中 IgA、IgG 水平升高，提升机体免疫力。

艾灸在治疗免疫相关疾病过程中，具有调节、消炎、镇痛、修复等作用，主要是通过调整体内失衡的免疫功能实现的。徐兰凤等在艾灸对老年人免疫力的调节研究中，对 65 岁以上老人在神阙、双侧足三里穴位进行两个月的艾灸，结果显示艾灸后 T 细胞显著上升，血清免疫球蛋白 IgA、IgG、IgM 显著上升，说明艾灸可以提升细胞免疫和体液免疫两个方面，从而增强人体的免疫力。沈洁等运用艾灸疗法对绝经前后亚健康状态女性进行治疗时发现艾灸关元、三阴交、肾俞三穴均可提高绝经前后亚健康状态女性的免疫能力。何璐等对 72 名亚健康受试者治疗后发现艾灸隔日温和灸可显著改善亚健康受试者的疲劳状态和免疫功能。

人类免疫缺陷病毒（Human Immunodeficiency Virus，HIV）以人体免疫系统中最重要的淋巴细胞作为主要攻击目标进行大量破坏。疾病晚期会并发严重感染、恶性肿瘤，无法治愈，目前可通过药物治疗控制其进展。艾灸对于 AIDS 患者的临床症状和体征有改善作用，可以使其生活质量有所提高，改善机体免疫水平。郭燕、周立华、王庆雷等以艾灸疗法治疗 AIDS 患者的临床研究结果显示艾灸可以显著改善患者腹泻等症状体征，提高患者淋巴细胞数量和 CD4 + 细胞数量。

类风湿关节炎（Rheumatoid Arthritis，RA）是一种机体对自身抗原发生免疫反应导致自身组织损伤的疾病，主要的病例特征是滑膜增生、血管翳、骨质破坏。RA 患者的免疫功能总趋势呈现亢进状态，机体固有免疫和适应性免疫紊乱。艾灸可以通过调节固有免疫和适应性免疫来治疗 RA 患者的病理症状。C 反应蛋白（CRP）属于非特异的炎症标志物，通常在 RA 中呈现高水平表达。陈开慧等研究结果显示艾灸 RA 患者肾俞、足三里等穴位可降低 CRP 水平，说明艾灸具有抗炎镇痛的效果。贾杰等研究艾灸佐剂性关节炎（AA）

大鼠，可以显著改善滑膜组织病理程度，改善 AA 大鼠的红细胞免疫功能，降低血清中的基质金属蛋白酶 -9 的表达等作用。艾灸能够显著降低 RA 异常增高的血清 IgG、IgM、IgA 水平，从而减少组织损伤。IgG 占血清免疫球蛋白总量的 75% 左右，在体液免疫中发挥主导作用，姜夏薇等发现艾灸联合穴位贴可以显著降低 RA 患者 IgG、IgM 和 IgA 水平。也有多项研究证实艾灸可以降低体液免疫中白细胞介素 IL - 6、IL - 1β、IL - 17 以及肿瘤坏死因子 - α（TNF - α）等细胞因子水平。罗磊及朱洪玉等分别观察到艾灸及隔药饼灸既可提高 RA 模型大鼠的胸腺指数，又可降低脾指数。同时，被破坏的滑膜细胞也有明显改善，即艾灸能改善胸腺萎缩和脾脏肿大，保护胸腺、脾脏等免疫器官，进而诱导和促进抗炎因子分泌，抑制炎症，缓解滑膜组织破坏。

除上述免疫相关疾病外，艾灸对肾脏系统疾病、运动系统疾病和消化系统疾病的治疗作用也有研究报道。目前认为艾灸主要通过热效应、红外辐射、艾燃烧产物、芳香气味、经络传导等"综合效应"发挥疗效，不但调整人体脏器功能，还可以调节免疫细胞及相应分子的功能。

艾叶提取物的免疫调节研究

黄菁等研究艾叶发现挥发油类可以提高小鼠胸腺、脾脏指数，促进淋巴细胞增殖。王华等给家兔饮用艾叶水提液，结果显示艾叶水提液显著增强灭活大肠杆菌诱导的血清特异性 IgM、IgG 抗体应答，提高免疫动物感染大肠杆菌后的存活率；艾叶水提液能显著升高家兔血清总 IgG、IgA 抗体水平，增加血液中性粒细胞和血小板的数量，明显减少大肠杆菌攻毒后血液中大肠杆菌的数量、降低 LPS 浓度以及减少谷草转氨酶和谷丙转氨酶的含量。罗旋等研究结果显示艾叶多糖能够增加小鼠免疫器官重量，提高巨噬细胞吞噬功能，增加 B 细胞产生抗体能力及增强 T 淋巴细胞的增殖能力。余桂朋等研究艾叶多糖具有体外增强巨噬细胞吞噬墨汁以及生成 NO 的能力。大量研究报道艾叶常被作为家禽养殖饲料添加物，增强家禽家畜对病原菌感染的抵抗免疫能力。

在艾叶长期的用药历史中，伴随着对艾叶的功效和有效成分的认识，艾叶的安全性和毒性也不断被医者和研究人员反复论证和思考。特别是对于中药的现代化研究和发展来说，艾叶的毒性需要通过科学研究和临床验证来论证。本节从艾叶的用药历史记载、相关论著资料和当前的研究成果对艾叶的安全性和毒性进行梳理和论证。

一 艾叶的毒性在历史文献中的记载

我国最早记录艾叶的医学专著《名医别录》有云："艾叶，味苦，微温，无毒。"之后，历代多部医书，包括《新修本草》《证类本草》《食物本草》《本草纲目》《本草易读》《本草择要纲目》等，均明确表示艾叶"无毒"。

宋代《本草图经》对艾叶的记录中提及一例单服艾叶中毒病例，曰："然亦有毒，其毒发则热气冲上，狂躁不能禁，至攻眼，有疮出血者，诚不可妄服也。"艾叶有毒的这个观点受到李时珍的反驳，他在《本草纲目》中论述道："苏恭言其生寒，苏颂言其有毒，一则见其能止诸血，一则见其热气上冲，遂谓其性寒，有毒，误矣。盖不知血随气而行，气行则血散，热因久服致火上冲之故尔。"根据李时珍的分析，他认为《本草图经》认为的艾叶所致的毒性现象并不是艾叶本身的毒性作用，而是长期服用艾叶导致的药效累积现象。李时珍对这一原因进一步指出："而乃妄意求嗣，服艾不辍，助以辛热，药性久偏，致使火躁，是谁之咎欤，于艾何尤？"艾叶药性本是辛温，与一般的药物一样，具有一定的偏性，这正是艾叶发挥逐寒湿、辟风寒、理气血功效的原因。所以艾叶是温经止血的妇科圣药，对于下焦虚寒或寒客胞宫所致的胎动不安有很好的疗效。但是，如果寒症已消，却仍然"服艾不辍"，艾叶的辛温之性自然使人热气上冲，出现中毒症状。

因此，古代基本上认为艾叶是"无毒"的，而过量使用或者不针对适应证使用艾叶造成的疾病加重或副反应并不能认为是艾叶的毒性所致。

二　艾叶的毒性在现代论著中的记载及临床中毒报道

1994 年出版的《中国医学大辞典》对艾叶的记载中称："生温，熟热，苦，无毒。"然而《毒药本草》一书将艾叶收录其中。该专著判断艾叶有毒是根据一例艾叶中毒致死的病案："1 例患者口服艾叶煎剂 500 毫升，服后 30 分钟出现中毒症状，干渴、腹痛、恶心、呕吐，继而全身无力、头晕、耳鸣、谵妄、四肢痉挛，严重者可致瘫痪，病情迁延则有肝脏肿大及黄疸，最后死亡。"这一病例来源于 1955 年王炳森医师报道的 1 例过量服用艾叶煎液致死事件。

据此，从 1977 年版《中华人民共和国药典》（一部）开始，艾叶被列为"有小毒"药物范畴。此后 1988 年另一例服用艾叶煎剂中毒病例被报道。在此病例中，患者服用陈艾煎剂 10 分钟后出现中毒症状，经给予葡萄糖静滴、肌注阿托品救治无效 1 小时内死亡。除了单服艾叶所致的死亡事件之外，还有一例与服用艾叶复方相关的病例报道。一名女性患者服用超过限量 3 倍的艾叶、干辣蓼、干枫球子复方水煎剂，出现了类似于有机磷农药中毒的 M 样和 N 样作用的中毒症状，中毒原因可能为复方汤剂中产生了具有抑制胆碱酯酶作用的活性物质。但艾叶是否与抑制胆碱酯酶活性有关，尚不能确定。

仔细分析这三例艾叶相关的中毒事件，可以发现都有过量服用艾叶或者服用浓度不明的情况。而且两例单服艾叶煎剂中毒的病例对于具体的病理信息记载不全，无法判断其与艾叶的相关性。服用艾叶复方水煎剂中毒的病例虽然出现了有机磷农药中毒症状，但中毒患者的肝肾指标功能正常，并且引起中毒的复方煎剂还含有干辣蓼、干枫球子，所以根据这一病例断定艾叶有毒的说服力亦是不足。

由此来看，艾叶是否有毒目前仍存在争议，现代论著对艾叶的毒性判断持更加谨慎的态度。其实，判断艾叶有无毒性的关键在于根据艾叶的临床应用习惯，在其发挥药效的浓度范围内进行安全评价和研究。通过掌握艾叶发挥药效的安全范围并对安全范围以外艾叶的毒性和毒性相关的物质进行研究，才能产生正确使用艾叶的临床指导意见，同时预估可能出现的不良反应，及早预备相应的诊疗策略。

三 艾叶毒性的实验研究

艾叶的主要药效物质是挥发油、黄酮类和三萜类物质，其中挥发油含量最高。因此目前与艾叶相关的毒性研究主要以艾叶挥发油为研究对象。近年来，关于艾叶挥发油的毒性有较多的系统性研究，包括急性毒性研究、长期毒性研究、肝毒性研究、生殖毒性研究等。艾灸是艾叶的另一个主要的临床使用方法，艾灸过程中产生的艾烟成分复杂多样，艾烟的安全性也值得研究和重视。

1. 艾叶的急性毒性研究

采用不同的动物模型，国内多个课题组对艾叶挥发油及艾叶不同组分的急性毒性进行了研究，尤其以山东省中医药研究院研究员孙蓉课题组的研究结果较为系统和连贯。其在提取方式对艾叶"质量—毒性"综合评价模式的影响的研究中，得出不同组分对小鼠急性毒性的强度为：挥发油组分 > 水提组分 > 醇提组分 > 全组分。由于艾叶水煎剂是艾叶在临床常用的使用方式，因此艾叶水提组分的毒性研究比艾叶挥发油的毒性研究更具有临床指导意义。

湖南农业大学的一项实验结果显示，以 0.25mL/kg、0.5mL/kg、1mL/kg 艾叶挥发油乳剂对小鼠灌胃 7 天后，血液总蛋白、白蛋白、溶菌酶含量和 SOD 活性显著提高，大多数血常规指标正常，说明艾叶挥发油在较低浓度不能引起明显的毒性反应，并且可以提高机体的抗氧化水平和肝脏的合成蛋白的能力。影响艾叶挥发油毒性的因素很多，另外提取艾油的工艺在不同单位也不尽相同，得出的艾油 LD_{50} 值也不同，导致不同的研究结果之间缺乏可比性。

2. 艾叶的长期毒性研究

孙蓉课题组对艾叶水提组分和挥发油组分的长期毒性也进行了深入研究。研究结果发现，艾叶挥发油组分对大鼠体重影响明显大于水提组分，但给药期间动物没有死亡，血常规指标和重要器官脏器系数正常。艾叶挥发油造成的肝脏损伤程度高于水提组分，在恢复期中肝脏病变得到较低程度的恢复，没有完全逆转。上述研究结果说明，艾叶对大部分重要脏器没有毒性作用，肝脏可能是艾叶产生的毒性作用的靶器官。

万军梅等检测艾叶油吸入对大鼠长期毒性的作用，连续给药 6 个月期间大鼠活动正常，给药 3 个月后大鼠血液白蛋白升高，停药后恢复正常。由此可见，艾叶挥发油的毒性也可能与其给药方式和使用剂量有关，在一定的浓度范围内，艾叶挥发油对实验动物毒性较小。

3. 艾叶的肝毒性作用研究

中药的肝毒性一直是临床值得关注的问题。艾叶的长期毒性研究提示艾叶可能具有肝毒性，但其毒性发展的具体规律和机制仍需研究，从而为临床使用提供指导。黄伟等深入研究了艾叶水提组分和挥发油组分多次给药致小鼠肝毒性的"量—时—毒"关系。与正常组比较，给药后 7 天之内，艾叶水提组分和挥发油组分均可造成 ALT、AST、AKP、TBI 升高，ALB 降低，肝体比值增高，并且挥发油组分的肝毒性大于艾叶水提组分。王会等的研究发现艾叶水提组分和挥发油组分引起了时间和剂量依赖的肝肾毒副作用，并且按相当于推荐人日用量 9g 时的动物折算剂量在给药 7 天就出现了肝脏、肾脏毒副作用，这对临床具有重要的提示作用。

艾叶在动物实验中引起的肝毒性现象值得引起重视，然而梅全喜教授在专门收治中草药致肝毒性疾病的解放军 302 医院之数据库以及我国药物不良反应数据库中，极少查到因服用艾叶致中毒或肝毒性疾病的报告。所以艾叶的临床使用剂量是否在人体中引起肝毒性还未有定论，需要开展更多相关的临床实验研究。

4. 艾叶挥发油对其他系统和器官的作用研究

李慧等进行艾叶挥发油镇静作用的实验研究时发现，艾叶油有明显的镇静作用，但能与土的宁产生协同作用，导致小鼠惊厥致死，并且大剂量的艾叶挥发油对心脏具有抑制作用。兰美兵等对孕鼠灌胃不同剂量艾叶油（高剂量组 2mL/kg、中剂量组 1mL/kg、低剂量组 0.5mL/kg），连续灌胃 5 天，研究艾叶油对小鼠胚胎骨骼发育的影响，结果显示胎鼠肢芽和骨骼发育无毒性影响。同时，兰美兵还采用微核实验和精子畸形实验对甘肃产艾油的遗传毒性进行了研究。结果发现中剂量艾叶油（1mL/kg）对骨髓微核率、胚胎肝微核率和精子畸形率无影响，但高剂量艾叶油（2mL/kg）显著升高上述指标。

目前认为艾叶挥发油中的樟脑和侧柏酮是已知的能引起肝、肾、神经毒性的成分。樟脑具有生殖毒性，并且对神经、肝脏、心脏、胎儿、孕妇具有明显毒性，对肾脏泌尿系统有潜在毒性和较小的遗传毒性。侧柏酮大量服用会引起大鼠和小鼠癫痫惊厥发作，其机制为侧柏酮抑制 GABA（A）受体，这一作用随着侧柏酮使用剂量增大而更加明显，具有一定的剂量依赖性。

5. 艾叶烟雾的毒性研究

艾烟是艾灸治疗过程中艾条燃烧后产生的反应产物，通过吸入和皮肤接触，也可能参与对人体的作用。特别是近年来艾烟中含有的有害成分及其引起的副作用，引起我们对艾烟安全性的重视。

艾烟的成分复杂，不同的研究者所检测到的成分相差较大。在前面章节也介绍了艾烟的主要成分。在艾灸治疗的过程中，发现艾烟曾引起一例严重的过敏反应，长期吸入艾烟可能造成医护人员疲劳感增强，影响呼吸系统和五官部分的健康。艾条燃烧产生的颗粒物有 95% 以上为 ≤2μm 的颗粒，长期处在封闭的艾烟环境中可能会造成艾烟颗粒物在肺部发生沉积，从而给机体造成危害，而艾烟中的 PM_{10} 具有一定的抗氧化损伤的作用。

兰蕾等利用大鼠进行艾烟的急性毒性实验，大鼠在染毒过程中出现活动能力差、鼻部周围出血、抽搐、呼吸衰竭和死亡等不同程度的反应。艾烟吸入引起小鼠肺部炎症并降低肺组织抗氧化能力，艾烟引起的损伤随着剂量的提高和吸入时间的延长而加重。魏文坤等研究显示艾烟促进 PGI2 的表达、抑制 TXA2 的表达可能是导致肺组织充血和支气管管腔出血的机制。

张国山等选取 2 223.4mg/m³、444.68mg/m³、88.93mg/m³ 等 3 个剂量的艾烟对大鼠染毒，实验进行 3 个月，大鼠毛色发黄、大小便频繁，但艾烟对大鼠活动、饮食、体质量、脏器系数无明显影响。艾条燃烧产生的1,3丁二烯低于室内空气中允许的最大值，但艾烟中某些有害成分会随着艾条的燃烧而产生。另外，虽然高剂量和中剂量艾烟可以造成大鼠的肺损伤，但低剂量的艾烟（27.45mg/m³）对大鼠肺部功能没有影响，而且艾灸诊疗室内的艾烟浓度（3.54mg/m³）比低剂量的艾烟浓度更低，这提示我们在较低的浓度下，艾烟对实验动物的危害比较轻微。

因此，实际调查、动物实验和细胞实验的研究结果提示艾烟中的某些有害成分可能对人体产生不利的影响，而艾烟吸入的时间和剂量与产生的效应有重要关系，控制好艾灸的时间并对艾条进行充分燃烧有利于降低艾烟的危害。

综上所述，古代医家多认为艾叶无毒，现代的临床应用中也鲜有艾叶相关的中毒报道和研究。目前部分毒性实验研究证明艾叶挥发油具有肝毒性，而且艾叶对大部分器官无影响。值得注意的是，毒性实验多采用艾叶单味给药或者单组分给药的方式，并且用量甚至达到临床用量的数百倍。艾叶在临床上的用量有限，并且具有炮制、配伍等应用特色。因此目前艾叶的毒性研究方法与实际的临床应用存在较大差距，不能"就毒性而论毒性"。笔者认为对艾叶的毒性认识和安全性研究需要更加深入和客观，既不能滥用妄用，也不能完全当其为毒草，反而应当用更多的研究和临床数据去明确艾叶使用的安全规范，以利于艾叶在中医药领域的发展和应用。

第四章　艾草的现代化药用

第一节　艾 灸

艾灸历史

艾灸疗法是中医针灸疗法中的灸法，至今有两千多年的历史。灸法的运用起源于人类掌握用火之后，时间亦在石器时代。艾灸主要通过点燃用艾叶制成的艾炷、艾条，熏烤人体的穴位或特定部位以达到防病治病的目的。艾灸能快速促进人体血液循环，使人身心舒畅，最大程度减少疾病。

《孟子·离娄》有"七年之病，求三年之艾"的记载，后在《五十二病方》中有"取橐垢，以艾裹，以久（灸）颓（癫）者中颠，令阑（烂）而已"。《黄帝内经·灵枢·经水》云"其治以针灸"，艾与灸从此相结合形成了现在的"艾灸"疗法。

《黄帝内经》云："针所不及，灸之所宜。"

《医学入门》记载："药之不及，针之不到，必须灸之，艾灸引郁热之气外发。"

《名医别录》有："艾叶苦、微温，无毒，主灸百病。"

《备急灸法》有："仓促救人者，唯灼艾为第一。"

《扁鹊心书》有："夫人之真元乃一身之主宰，真气壮则人强，真气弱则人病，真气脱则人亡，保命之法，灼艾第一。"

《本草从新》有："艾叶苦辛，纯阳之性，能回垂绝之阳，通十二经，走三阴，理气血，逐寒湿，暖子宫，以之灸火，能透诸经而治百病。"

《备急千金要方》有："凡用艾叶，须用陈久者，治令细软，谓之熟艾。若生艾灸火则易伤人肌脉。"

二 艾灸的作用机制

1. 光辐射效应

研究发现，艾绒燃烧时产生的辐射能谱处于 $0.8 \sim 5.6\mu m$，表明艾绒燃烧时的辐射能谱不仅具有远红外光辐射，而且具有近红外光辐射。

2. 温热效应

《黄帝内经·灵枢·经水》曰："刺之深浅，灸之壮数。"最早提出了灸法度量的含义。"灸量"即指灸法达到的温热程度，不同的灸量可产生不同的治疗效果。艾灸温热效应包括温补和温通作用。

（1）温补：艾灸的温热刺激作用于人体穴位，可产生补益人体气血和提高机体功能的作用。艾灸的温补效应体现为促进胃肠血液循环，促进营养物质生成、转运、分布与利用，改善造血功能，调节神经内分泌，提高免疫力等。

（2）温通：艾灸的温热刺激作用于人体穴位，可产生促进人体气血运行畅通的作用。常小荣等选取脾胃虚寒型大鼠胃黏膜损伤动物模型进行背俞穴、胃募穴施灸，结果显示艾灸可增加胃黏膜血流量，促进胃排空和小肠推进。刘静稳采用艾灸温通疗法结合运动疗法治疗膝关节骨性关节炎，能调节全身气血津液，温通经络，达到提高肌力、加强膝关节稳定性的作用。

三 艾灸的作用效果

1. 免疫抗炎作用

研究表明，ApoE $-/-$ 小鼠艾灸治疗 14 周后，主动脉内 TNF $-\alpha$、MMP -9 含量明显降低，IL -10 呈升高趋势，能抑制大鼠体内炎性反应。实验证明，艾灸能通过调节实验性 RA 小鼠 TNF－α 的昼夜节律，从而发挥控制炎症的作用，艾灸肾俞穴也能抑制 RA 大鼠血清中致炎因子 IL－1 的释放，提高免疫调节因子 IL－2 含量，增强 RA 大鼠滑膜组织 caspase－3 蛋白表达，降低 Bcl－2 蛋白表达。

2. 抗肿瘤作用

现代研究认为，灸法能提高人体对恶性肿瘤的免疫功能，使 T 细胞的免疫效应增强，促使 INF－γ、TNF－α 和 IL－2 升高。Lee 等进行的随机单盲研究中，艾灸可以显著地减轻癌症转移所出现的疼痛。杨宗保等通过实验得出，艾灸胃经穴能明显降低慢性萎缩性胃炎大鼠癌前病变胃黏膜细胞增殖因子的表达，抑制胃黏膜细胞的异型增生，促进胃黏膜的修复。陈芬荣等通过隔姜艾灸中脘、足三里穴，结果显示隔姜艾灸疗法能够改善肺癌化疗病人恶心呕吐症状及食欲情况，提高病人生活质量。

3. 调节呼吸系统

张伟等研究认为艾灸可通过抑制 NGF 介导的相关级联反应来降低神经源性炎症从而降低哮喘的炎症反应，且热敏灸的疗效显著优于普通悬灸。同时实验证明，热敏灸可降低过敏性鼻炎大鼠血清中 IgE、IL－4 含量，减轻鼻黏膜变应性炎症。实验得出，铺灸疗法治疗变应性鼻炎有效，可能与其更有利于调动人体免疫系统功能有关。

4. 调节内分泌系统

沈洁等通过临床实验得出，艾灸肾俞穴可以有效提高绝经前后亚健康状态女性的生活质量，调节其性激素及血清抗缪勒管激素（AMH）水平，提高血清雌二醇和黄体酮水平，提升卵巢储备功能，延缓卵巢衰老。同时也有实验证明，艾灸三阴交、关元穴对围绝经期综合征患者性激素水平具有较好的调整作用。蔡龙绍认为针灸治疗对糖尿病及其并发症具有优良的治疗效果。袁艳娟采用益肾化瘀汤联合穴位艾灸治疗 24 名老年 2 型糖尿病患者，温和灸足三里、肾俞穴，治疗两个疗程后，治疗组患者 TG、TC、LDL－C 等指标下降更为明显。表明药物联合艾灸疗法治疗 2 型糖尿病疗效确切，安全性高。

5. 调节血液循环系统

实验发现，保健灸能够降低高脂血症大鼠的血脂水平，改善血流变指标，并能够使大鼠血浆 PAI-1 水平降低、t-PA 水平升高，改善纤溶活性。邱悦等采用不同艾灸方法，观察其对大鼠血管舒缩功能的影响，结果表明艾灸可调控血管舒缩因子 TXB2 与 e-NOS，且温和灸效果强于瘢痕灸。王耀帅等采用温和灸、隔姜灸、麦粒灸治疗高血脂大鼠，以探讨不同灸法对局部效应与整体效应影响之间的相关性。结果表明 x43 的表达与不同的灸法影响密切相关，这一结果与不同灸法对血脂调节的影响体现出较为一致的相关性。贾翠娜等对模型兔采用隔药饼不同灸量治疗，结果显示隔药饼灸可有效改善环磷酰胺所致兔免疫功能低下。实验发现化瘀通络灸法在改善血管性痴呆大鼠血管内皮细胞增殖、迁移方面的效果明显，从而获取了化瘀通络灸法体外促"血管生成"的有力证据。研究表明直接灸、隔药饼灸和西药均能抑制动脉粥样硬化兔主动脉内皮细胞 NF-kB、MMP-2、MMP-9 的 mRNA 的表达。

6. 调节消化系统

研究表明，艾灸治疗急性胃黏膜损伤大鼠能减轻无水乙醇对胃黏膜造成的损伤，促进胃黏膜保护因子（TGF-α、PCNA）的表达，诱导 HSP60、HSP70 的过度表达，减少伤害性刺激，从而起到保护胃黏膜的作用。艾灸穴位要比非穴位的作用更加明显，说明艾灸对胃黏膜保护作用具有一定的穴位特异性。实验证明，艾灸足三里穴可调节机体内源性保护因子及蛋白的表达，保护胃黏膜，艾灸足三里也可促进束缚水浸应激所造成大鼠胃黏膜损伤的修复，其作用机制可能与上调胃黏膜 p-ERK1/2 蛋白表达有关。隔药灸能下调溃疡性结肠炎大鼠结肠 KGF-1、KGF-2 和 IL-6 的蛋白表达，同时也能下调溃疡性结肠炎大鼠结肠 TLR4 和 TNF-α 的表达。

7. 抗衰老作用

赵利华等研究表明，灸疗法可能通过提高 cNOS 的活力，生成生理活性的 NO，增加第二信使 cGMP 的含量，即通过 NO-cGMP 信号传导系统，促进大脑皮质、海马 CA3 区神经元细胞 c-fos mRNA 表达，维持长时程增强（LTP），改善学习记忆能力。通过实验得出，艾灸足三里能明显延缓脑细胞染色体端粒的缩短，改善衰老大鼠的学习记忆及抗疲劳能力，这可能是艾灸抗衰老基因水平作用机制之一。研究认为，艾灸足三里延缓衰老的机制可能也与通过艾炷灸调节自由基代谢水平、提高自由基清除能力有关。雷菲等认为艾灸可改善亚急性衰老大鼠学习记忆能力，下调血清皮质酮含量，上调胸腺 GR 含量。

四 艾灸器具

艾灸器具从古到今都在不断更新发展，这也是艾灸疗法传承的一个重要基础。魏晋朝出现艾炷器，瓦甑灸也在此时期出现，它象征着器械开始作为灸疗的器具。隋唐时期，施灸材料较以前有了进一步的发展，与此相关的代表作有《千金翼方》《备急千金要方》，呈现出种类较多的加药灸、隔物灸。明清时期是灸法发展的鼎盛阶段。明代《古今医鉴》记载了把铜钱当作灸具，有专门熏灸的熏灸罐灸具。清朝施灸更为成熟，《疡医大全》中有核桃壳灸治疮疡的记载，《针灸易学》中用泥钱当灸具，《外科图说》中进一步革新，有了灸板、灸罩。

施灸材料、方法以及灸具的不断完善及创新，为现代医学提供了多样化治疗。但灸法仍然存在其局限性，传统灸法原始，痛楚较大且耗时耗力。长期以来，针灸临床呈现出"重针轻灸"或"只针不灸"的趋势，"针所不为，灸之所宜"的独特优势未能得到充分的体现，且普及率不高。现代科技的进步加速了灸具的发展，类型多样的灸具创新促进了灸法的发展。

以下介绍数种现代艾灸器具。

1. 控温灸具

控温灸具解决了传统灸具控温难的问题，并且安全。

李敏等研制的全自动控温艾灸盒（见图 4 - 1），是将一长 4cm 的艾条点燃后固定于上盒体内部的 L 形固定支架上，空气可以通过下盒体的气孔进入艾灸盒内，促进艾条燃烧。随着艾灸盒内温度的变化，下盒体的热敏弹簧随之进行伸缩，从而控制下盒体气孔的打开程度。热敏弹簧一端连接着下盒体侧壁，一端连接着下盒体的隔热层，当艾灸盒内温度升高时热敏弹簧伸展，推动导热层向前运动；当艾灸盒内温度下降，热敏弹簧回缩，拉动导热层回归原位。艾灸盒内的热敏弹簧相变温度在38℃～60℃，当艾灸盒内的温度大于60℃时，艾灸盒下体的热敏弹簧伸展推动导热层向前运动，将气孔完全关闭，减少空气与艾条接触；至艾灸盒内温度下降为38℃时，热敏弹簧回缩，拉动导热层往回运动，使艾灸盒下体的气孔完全打开，空气可以全部进入艾灸盒内，艾条得以充分燃烧，将艾灸盒内的温度控制在38℃～60℃，实现温度的自动调控，减少皮肤烫伤的可能。

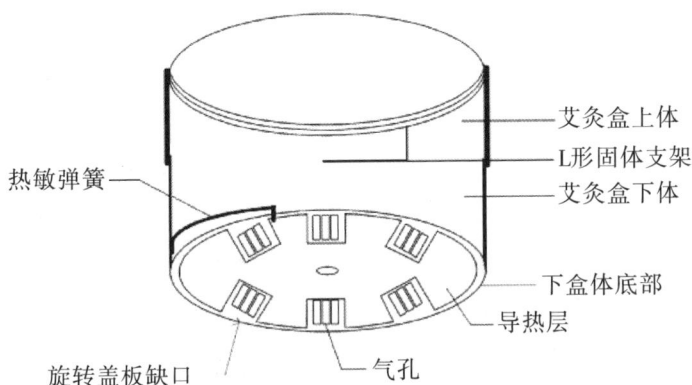

图4-1　全自动控温艾灸盒结构示意图

杨柳等设计的新型控温灸具，外形为圆筒形，由盒体、盒底、盒盖组成；安装的自动温度调控系统以微控制器为核心，利用电动机温度控制器控温；设有艾烟的过滤装置；PID（proportion - integration - differentiation）算法使其稳定性、精确度较高；盒底部设给氧罩，其外面设有吸盘和温度传感器，达到固定灸盒及检测皮肤温度的目的。

控温灸具可以解决传统灸疗的费时、费力、不安全、易烫伤等问题，操作更加简便、易学、安全，便于临床使用与普及。

2. 控烟灸具

控烟灸具避免了艾烟浓度过高带来的危害，降低了室内空气污染，患者依从性高。

袁晔研制的净烟艾灸器（见图4-2），运用混合金属聚氯乙烯作为结构材料；器体内设排风扇，上部设排气口，中部设艾烟处理装置，外部由气味吸收层和烟层拦阻层构成，在处理装置下面设有可拆卸结构，便于内部清洁和更换艾条；其内还设有锥形防护网，确保安全性。

沈翠翠等研制的可控升降除烟艾灸盒，主体由遥控器和盒体构成；特点是设有活性炭层和高效空气微粒子滤网双层除烟装置，使艾烟得到最大限度清除，且这两种除烟材料可拆洗，能循环使用；器具通过相关部件运转，使艾条的高度可精确到1mm；LED 遥控灯可看到实际高度的数据，使施灸者有较直观的认识。此类灸具主要在除烟方面具有优势，活性炭的设置可吸艾烟，并且还有双层控烟装置。

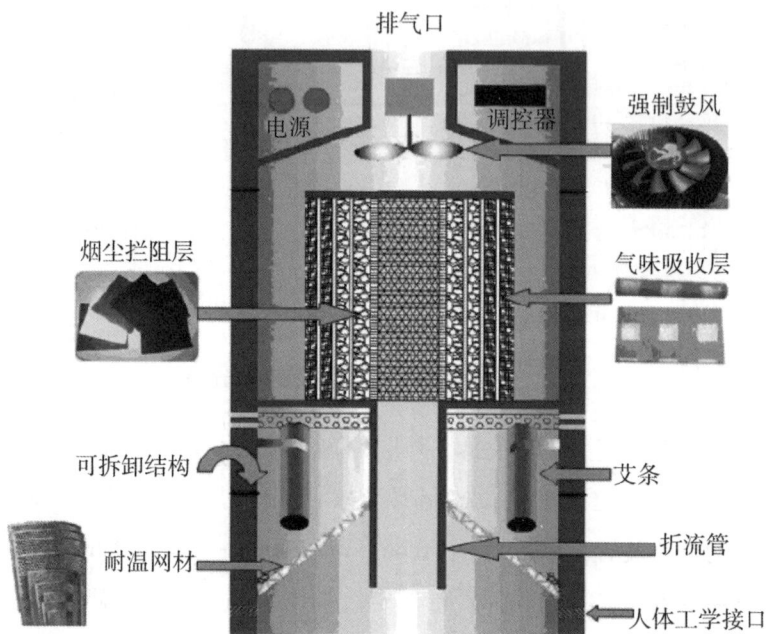

图4-2　净烟艾灸器原理示意图

3. 多功能灸具

黄畅等研制的百笑灸，主体由磁灸柱、磁灸盖、灸筒、医用胶布组成；磁灸盖顶部放有耐高温并能释放磁场 0.2T 的磁体，在人体局部起磁疗的功效；磁灸柱由导药艾柱、磁针组成，在磁体释放的磁场下，导药艾柱中央的磁针可变形成无数个小磁针，频频刺激病灶；用途多样，在运用过程中结合了"熏、按、灸、揉、熨"等手法，还可将姜片、药饼放在灸具底部的中空部位进行间接灸操作。该类灸具简单、体积小，不仅具有灸疗的功效，还在艾灸的过程中增加了其他的用途与效用，便于推广。

麦海芬研制的 DAJ-23 型多功能艾灸仪，无须手工操纵、点燃艾绒、专人看护、人控温度，还可同时对多个穴位施灸。在灸感上，除具有传统艾灸灸感外，还具有针刺、电击、跳动、穴位暖出风、疼痛的灸感，不污染环境。

4. 床式灸具

床式灸具最大的特点是能聚药、聚热、渗透力强、灸面广。

庞怡等研制的智能灸疗床，由灸材加热柱、控制装置、排烟装置、灸疗舱等组成；床中间设有两个抽屉式艾灸箱，便于艾条更换；遥控器的操作可点燃艾条及调节温度；灸疗舱设有四个远红外热疗灯，可根据需要调整位置，配合艾灸使用，可增强疗效；排烟装置运用密封的独立高科技碳水离子净烟系统排烟，确保排烟效果，且不用设排烟管道，治疗结束后，打开抽屉，将艾灰清理干净即可，使用方便且安全。

5. 特殊部位灸具

针对膝关节、手腕、前臂、腰背、耳部分别研制的灸具，使人体某些特殊部位较难灸的问题得以解决，扩大了灸具的使用范围。

罗海丽等制作的耳部艾灸箱，盒体底部设为弧形，与头部相适应，与耳部贴合，使灸距最佳；透气孔的设计朝上，不污染周围床铺；设有金属网，防烫伤。

张兰凤等研制的艾灸器，底座设为弧形，符合人体前臂的解剖特点；设有防护网、隔热板、燃艾管；其中出气管、进气孔的设置可使艾叶均匀燃烧。

高希言等研制的多功能艾灸椅，可将椅背和坐板分别上下滑动和左右滑动，可同时灸多个部位，其熏灸方向为自下向上，避免艾灰脱落烫伤皮肤或烫破衣物。

第二节　艾草与名老中医验方验案

本节介绍现代名老中医艾草药用的验方，共收录 15 位名老中医的验方 23 首。验方验案按组成、主治、用法、方解、按语等项分别编写。

孙光荣

验方一

【组成】野菊花、苍术、苦参、艾叶、蛇床子各 15g，百部、黄檗各 10g。

【主治】急性宫颈炎。

【用法】浓煎 20mL，进行阴道灌洗，每日 1 次，10 次为 1 个疗程。

验方二

【临床表现】黏膜白斑，白斑附近黏膜暗红，疾病发生。伴有瘀斑。舌质暗红或有瘀斑紫点，舌下静脉充血，周围多血丝，脉弦涩或细涩。

【治法】活血化瘀。

【主方】桃红四物汤加减。

【常用药】桃仁 10g，红花 6g，赤芍 10g，当归 10g，丹参 10g，木香 6g，川芎 6g。

【加减】如证属实属热者，方中去白芍、熟地黄，加生地黄、赤芍、牡丹皮、栀子、黄芩、黄檗以清热凉血。属虚属热者，加生地黄、青蒿、银柴胡、地骨皮、龟板、女贞子养阴清热。属实属寒者，加桂心、牛膝等温经通络。属虚属寒者，加吴茱萸、小茴香、艾叶、炮姜、补骨脂等，扶阳温经散寒。气虚者，加党参、黄芪、白术、升麻，以益气摄血。血虚者，加阿胶、首乌、艾叶，以温经养血。肾虚者，加川续断、寄生等补肾强腰之品。气滞者，加香附、柴胡、延胡索、广香、乌药、郁金、砂仁、枳壳之类行气解郁。

刘柏龄

验方

【组成】透骨草和生大黄各 15g，生山栀子 10g，红花 20g，艾叶 7g，防风和荆芥各 12g，川椒 10g，急性子 15g，刘寄奴 7g，三棱和莪术各 10g，半夏 7g，白芨 15g。

【主治】软组织损伤。

【用法】将药搓成粗末，装入纱布袋内，用塑料袋包装，临用时，去掉塑料袋，将药袋放入水盆内浸泡半小时，然后将其加热煮沸离火，稍候凉后（60℃~70℃）将患部置于药液上以其气熏，约 10 分钟，待药液温度降至 40℃~50℃时，将患部浸泡于药液内或淋洗之，同时可将药袋取出放置在患部，如果药液温度低于 30℃时，可复加温至所需温度。每次治疗 1 小时，每日 1~2 次，治疗时注意保温。每袋药可连续应用 3 天。红外线理疗按常规治疗，每次 1 小时，每日 1~2 次。

【方解】方中透骨草、川椒、急性子、红花为主药，有通透皮肉、活血祛瘀止痛之功效；生大黄、白芨、山栀子泻利湿热，起止血逐瘀通经的作用；佐加艾叶、荆芥、半夏、防风等除浊、宣散癣痹；更加三棱、莪术、刘寄奴能除陈积瘀阻。此复方加热熨之，使药效大增，可收到口服剂所及而不达的作用。

郭剑华

验方

【组成】药用川牛膝 30g，海桐皮 20g，红花 15g，伸筋草 30g，舒筋草 30g，三棱 20g，莪术 20g，花椒 15g，威灵仙 30g，艾叶 20g。

【主治】膝关节骨性关节炎。

【用法】诸药置于盆中，加水 2 500~3 000mL，浸泡约 30 分钟，煎沸

20~30分钟，将患肢放在盆口上方高于药液30cm左右，并在膝关节处盖上毛巾，熏蒸10~15分钟（注意防烫伤），待药液温度在60℃左右时将患膝放入盆中浸洗，边洗边按摩膝关节，并做主动伸屈关节的运动至药液变凉。每日早、晚各熏洗1次，每日1剂，5剂为1疗程，熏洗2~3个疗程。

【方解】方中川牛膝补益肝肾、强筋壮骨，三棱、莪术、红花活血化瘀、消肿止痛，海桐皮、伸筋草、舒筋草、威灵仙祛风除湿、舒筋通络，花椒、艾叶祛风散寒、胜湿止痛。诸药合用，共奏活血化瘀、通调气血、祛风除湿、消肿止痛之功效。

【按语】风寒湿阻型，加羌活20g，桂枝15g，独活20g；痰瘀内停型，加半枝莲30g，路路通20g，木通30g，泽泻30g；气血失调型，加当归尾15g，香附20g；湿热阻络型，加木通30g，蜂房20g，蒲公英30g，土茯苓30g，赤芍20g；肝肾亏虚型，加淫羊藿20g，续断20g；疼痛甚者，加乳香10g，没药10g。

孙树椿

验方

【组成】花椒、透骨草、艾叶、羌活、独活、川乌、伸筋草、葛根各30g，当归、木瓜、鸡血藤、川芎、红花各20g。

【主治】神经根型颈椎病。

【用法】将中药倒入药物容器内，加水1 000mL，煎药40分钟后，再加入500mL食醋，将药温保持在50℃左右，患者仰卧位，对准颈椎病变部位或酸胀痛最甚处熏蒸，每天上下午各1次，每次30分钟，12次为1个疗程。

【方解】方中透骨草、伸筋草、艾叶、葛根，舒筋展筋；当归、红花、川芎，活血化瘀、通络止痛；鸡血藤可以改善局部血液循环，木瓜可以祛风除湿、镇痛，而两者都具有消除局部炎症的作用；羌活、独活祛风湿，温阳散寒；加入川乌增强了散寒止痛之功。

夏桂成

验方

【组成】丹参、赤芍、五灵脂 10～15g，艾叶 6～10g，益母草 15～30g。

【主治】活血化瘀、调理月经。

【用法】煎服。

【加减】经血不畅，常与肝郁、脾虚、肾虚、血瘀等因素有关，因此临床可结合疏肝、健脾、补肾、化瘀等治法。经血里还含有大量水湿液体，临床使用时要加入泽兰叶、茯苓、薏仁等利湿排浊之品。目前临床上使用的加减五味调经汤组成为丹参、赤芍、茯苓、川续断各 10g，五灵脂、泽兰叶各 12g，艾叶 6～9g，益母草 15g，临证辨证加减使用。

【方解】方中丹参、赤芍活血化瘀，是调经的主要药物。因临床上大部分女性经期大便易溏，故以丹参代替炒当归，若患者大便偏干，仍予当归合适；五灵脂、益母草化瘀止痛，调经而不至于出血过多；艾叶性温暖宫，经血得温则行。五药相合，具有良好的活血调经作用。如气虚血热而见月经量多者忌用。

南　征

验案一

【组成】土茯苓 100g，白茅根 50g，藿香 30g，竹茹 20g，姜夏 5g，泽泻 10g，车前子 30g，党参 10g，黄芪 50g，地榆 30g，丹参 30g，肉桂 10g，小茴香 10g，蒲黄炭 15g，艾叶炭 15g，生地炭 15g，双花 20g，槐花 15g，甘草 5g。

【主治】消渴肾病。

【用法】每日 1 剂，每日 4 次煎服。

【病例】患者，男，54 岁，2004 年 2 月 24 日初诊。患高血压 2 年，糖尿病 3 年。就诊时症见口渴、饮水量增加、消瘦、尿多、气短乏力、全身浮肿，尤以下肢为甚，怕冷，手脚凉，恶心，呕吐，心烦，纳差，舌质淡有瘀斑，苔厚腻，脉沉弦无力。经检查：空腹血糖 19.3mmol/L，果糖胺 4.1mmol/L，肾功尿素氮 11.7mmol/L，肌酐 246μmol/L，尿糖（＋＋＋），尿蛋白（＋＋＋），尿潜血（＋＋）。中医诊断：消渴肾病，证为脾肾阳虚兼瘀毒证。西医诊断：糖尿病肾病（氮质血症期），高血压。

治疗：①嘱注意控制饮食，根据体重指数（BMI），按日需热量给予饮食。②继续服用珍菊降压片（1 片，日 3 次，口服），余药停服。③中药以温补脾肾之阳为主兼化瘀解毒之法。处方：土茯苓 100g，白茅根 50g，藿香 30g，竹茹 20g，姜夏 5g，泽泻 10g，车前子 30g，党参 10g，黄芪 50g，地榆 30g，丹参 30g，肉桂 10g，小茴香 10g，蒲黄炭 15g，艾叶炭 15g，生地炭 15g，双花 20g，榛花 15g，甘草 5g。每日 1 剂，每日 4 次煎服。④配用灌肠药藿香 30g，大黄 10g，肉桂 10g，枳实 10g，双花 20g。每 2 日 1 剂，日 1 次肛门注射给药。

2004 年 3 月 2 日二诊：服药六剂后，呕吐，心烦，纳差，气短乏力，全身浮肿症状减轻，舌质淡青，苔薄白，脉沉弦无力。空腹血糖降至 12.7mmol/L，果糖胺 3.7mmol/L，尿糖（＋），尿蛋白（＋＋），尿潜血（＋），但觉视力模糊。以上方加青葙子 15g，决明子 15g，枸杞子 10g，覆盆子 10g，菟丝子 20g。续上方服用两周。继用灌肠药。

2004 年 3 月 16 日三诊：服药 14 剂后，气短乏力、浮肿症状基本消失，怕冷、手脚凉症状明显减轻，舌质淡，苔薄白，脉沉弦。空腹血糖降至 7.1mmol/L，果糖胺 2.6mmol/L，肾功尿素氮 7.2mmol/L，肌酐 113μmol/L，尿糖（－），尿蛋白（－），尿血（－）。上方去肉桂、小茴香、蒲黄炭、艾叶炭、生地炭。续上方服用两周。继用灌肠药，建议定期复查。

【按语】本病例由于久病失治，发生眩晕、水毒症等多种并发症，南师根据久病伤及脾肾之阳，水湿霉邪以及瘀血泛溢之病机特点，始终以温补脾肾、利湿解毒、活血利水等法为主要治疗手段而使血糖、血压趋于稳定，尿糖、尿蛋白及尿潜血呈阴性。肾功能恢复正常。故方以土茯苓、榛花、藿香、竹茹、姜夏、双花解毒降糖，又消渴病为毒损肾络所致，故以枸杞子、覆盆子、菟丝子、肉桂、小茴香，温补肾阳，微微生火，久病入络则以丹参活血化瘀通络，加地榆、蒲黄炭、艾叶炭、生地炭以止血。经云："邪之所凑，其气必虚。"用党参、黄芪补气健脾，扶正气，增强机体抗病能力，再佐以泽泻、车前子、白茅根利水渗湿消肿，青葙子、决明子清肝明目，以甘草为使调和诸药，诸药合用，共奏温补脾肾、解毒通络、降糖之功，配灌肠药达到泻毒之目的。通过病例可以看出疗效满意。

验案二

【组成】大黄10g，厚朴10g，枳实10g，竹茹20g，姜半夏5g，藿香20g，牡蛎（先煎）20g，秦艽10g，秦皮10g，茯苓10g，车前子（包煎）10g，山慈菇10g，土茯苓60g，白豆蔻10g，覆盆子10g，络石藤10g，丹参10g，党参10g，黄芪50g，穿山甲（先煎）6g，血竭（冲服）3g，小蓟10g，白茅根50g，地榆10g，茜草10g，仙鹤草25g，生地炭（包煎）10g，侧柏叶炭（包煎）10g，艾叶炭（包煎）10g，蒲黄炭（包煎）10g，血余炭（包煎）10g，紫河车（冲服）12g。

【主治】中医诊断为腰痛（脾肾亏虚、浊毒内蕴）、咽痛（肝肾阴虚）。西医诊断为慢性肾功能衰竭（肾功能不全失代偿期）。

【用法】7剂，水煎取汁360mL，分3次口服。

【病例】患者，女，42岁，2015年3月25日初诊。主诉：腰酸痛、咽痛4年，加重伴乏力4天。患者于4年前外感风寒后出现腰酸痛、咽痛，于当地医院查尿常规示：蛋白（＋＋），隐血（＋）。遂至吉林大学白求恩第一医院求诊，查肾功能常规示：肌酐190μmol/L，诊断为"慢性肾功能衰竭"，予肾衰宁胶囊口服（具体用量不详），症状有所缓解。4天前因劳累及情绪不良，症状再次加重，并伴有明显乏力，于吉林大学白求恩第四医院查肾功能常规示：肌酐310.8μmol/L。刻下症：腰酸痛、咽痛、乏力、间断性头晕、恶心、心慌、双下肢厥冷、足跟痛、纳少、寐差、小便色黄、尿频尿急、大便不成形。舌质暗红，舌苔黄厚而干，脉弦。提检尿常规示：蛋白（＋），隐血（＋）。血生化示：肌酐320μmol/L，尿素15.1mmol/L，尿酸415μmol/L，二氧化碳结合力17.82mmol/L。泌尿系彩超示：右肾大小7.12cm×3.42cm，左肾大小8.25cm×3.68cm，双肾皮质厚度变薄，双肾皮髓质界限不清，集合系统紊乱。中医诊断为腰痛（脾肾亏虚、浊毒内蕴）、咽痛（肝肾阴虚）。西医诊断为慢性肾功能衰竭（肾功能不全失代偿期）。

收入院治疗，予南师所拟补脾益肾、通腑泄浊之中药汤剂口服，大黄10g，厚朴10g，枳实10g，竹茹20g，姜半夏5g，藿香20g，牡蛎（先煎）20g，秦艽10g，秦皮10g，茯苓10g，车前子（包煎）10g，山慈菇10g，土茯苓60g，白豆蔻10g，覆盆子10g，络石藤10g，丹参10g，党参10g，黄芪50g，穿山甲（先煎）6g，血竭（冲服）3g，小蓟10g，白茅根50g，地榆10g，茜草10g，仙鹤草25g，生地炭（包煎）10g，侧柏叶炭（包煎）10g，艾叶炭（包煎）10g，蒲黄炭（包煎）10g，血余炭（包煎）10g，紫河车（冲服）12g。7剂，水煎取汁360mL，分3次口服。并予南师所拟中药汤剂保留灌肠，具体药物如下：大黄（后下）10g，厚朴10g，枳实10g，牡蛎（先煎）20g，土茯苓100g，黄芪50g，金银花20g，制附子（先煎）5g，水煎取汁100mL，日1次，保留灌肠。并予清咽利喉糖浆20mL，日3次，口服清热利咽；金水宝胶囊1.98g，日3次，口服以补肾益精。

2015年4月1日二诊：腰酸痛、乏力明显缓解，仍有咽痛、足跟痛、纳少、寐差，小便正常，大便不成形。复查尿常规示：蛋白（＋），潜血（－）。原口服方中加金荞麦10g，紫荆皮10g，木蝴蝶10g，马勃5g，郁金10g。7剂。按原方剂量保留灌肠。

2015年4月8日三诊：咽痛、寐差明显减轻，二便可。复查尿常规示：蛋白（＋－）；血生化示：肌酐221μmol/L，尿素9.3mmol/L，尿酸380μmol/L。7剂。原口服方中去生地炭、侧柏叶炭、艾叶炭、蒲黄炭、血余炭。按原方剂量保留灌肠。

【按语】南师认为患者病在腰而根在咽喉，并以标本兼治之法治疗，针对毒邪多变的致病特点，以解毒、通络、保肾诸法并用。南师同意唐代医家孙思邈在《备急千金要方》中论述的"病轻用药须少，病重用药即多"之理，根据患者病情运用大方治疗慢性肾衰竭，双补脾肾之法下宜清热渗湿，活血理气，补中有泻，滋利并施。针对肾水不能上承于咽喉而出现咽痛的病情，治以解毒利咽，益肾通络，加以郁金、金荞麦、马勃、木蝴蝶之品解毒利咽；更挟血竭、穿山甲之类活血化瘀，益肾通络，通过中医理论指导下的既病防变，扶正固本，下病上治，达到整体治疗。

王庆国

验案一

【组成】桂枝麻黄各半汤：炙麻黄 10g，桂枝 10g，白芍 15g，杏仁 10g，炙甘草 10g，黄连 15g，黄檗 10g，防风 10g，茯苓 20g，白术 15g，艾叶 10g，益智仁 6g，浮萍草 15g，地肤子 15g，白鲜皮 10g。

【主治】荨麻疹。

【用法】加生姜、大枣水煎服，日 1 剂，分 2 次服。

【方解】该案方加防风、地肤子、浮萍草、白鲜皮皆为疏风止痒之品，助主方驱邪之力；又以茯苓、白术、甘草合用拟四君子之意斡旋中州、扶助正气、邪正兼顾；以防风、白术拟玉屏风之意以固护已虚之表；患者痛经故以艾叶、益智仁温经止痛。

【病例】患者，女，29 岁，2014 年 8 月 28 日初诊：荨麻疹持续发作一个月，晨起即发至傍晚不减，昼夜发疹瘙痒不适，风团色淡，遇冷受凉即发皮疹，四肢痒而肿胀，时哄热不适，食欲不振，口气重，二便常，经期、经量常，痛经，舌质红尖边甚，舌苔白，脉弦。证属邪犯太阳，表郁不畅。治以祛风解表，小发其汗。

处方：炙麻黄 10g，桂枝 10g，白芍 15g，杏仁 10g，炙甘草 10g，黄连 15g，黄檗 10g，防风 10g，茯苓 20g，白术 15g，艾叶 10g，益智仁 6g，浮萍草 15g，地肤子 15g，白鲜皮 10g。7 剂，加生姜、大枣水煎服，每天 1 剂，分 2 次服。

2014 年 9 月 3 日二诊：服方诸症减，然皮疹未尽，偶起一二。于前方去益智仁，加黄芪、连翘各 20g，继进 14 剂后诸症皆愈。

验案二

【组成】胶艾汤加减，药用：阿胶（烊化）12g，艾叶 12g，当归 20g，川芎 10g，熟地黄 20g，白芍 15g，生黄芪 20g，生晒参 20g，炒白术 15g，茯苓 20g，炙甘草 15g。

【主治】治疗以出血为主症的多种妇科疾病，包括崩漏、功能性子宫出血、经期延长、月经量多、漏下、痛经、产后恶露不绝、胎漏等病，收效明显。

【用法】水煎服，日1剂。

【方解】本方即四物汤加阿胶、艾叶、甘草，能养血和止血，有调补冲任之功，所以临床用治虚寒型月经过多、崩漏、胎漏等，皆有疗效。对冲任虚损、阴血不能内守的月经过多、持续不断及崩漏，因阿胶补血止血、艾叶温经止血，确有一定疗效。

【病例】功能性子宫出血。患者，女，40岁，2009年10月5日初诊。

自述从4月份开始，月经周期紊乱，经量时多时少，色淡质稀，长达半年之久，某医院诊为"功能性子宫出血"。经用西药治疗疗效不佳，此次因工作劳累，经行淋漓不断1月未净，量多色暗有血块，腰酸困重，小腹痛，头昏神疲，心慌气短，面色苍白，舌质淡苔白，脉细弱。证属下焦虚寒，气不摄血，凝滞胞宫。

治宜调补冲任，补气养血祛瘀。方用胶艾汤加减，药用：阿胶（烊化）12g，艾叶12g，当归20g，川芎10g，熟地黄20g，白芍15g，生黄芪20g，生晒参20g，炒白术15g，茯苓20g，炙甘草15g。水煎服，日1剂。服上方7剂后，心慌气短、头昏神疲诸症均好转，但仍小腹痛，阴道出血量多，原方加仙鹤草30g，三七粉3g（冲服）。续服14剂，服后第1天阴道下血块较多，以后出血减少，诸症皆轻。后以归脾汤加减以巩固疗效，诸症平复。

🌀 陈宝贵

验案一

【组成】桂枝10g，乌药10g，桃仁10g，红花10g，赤芍15g，丹参20g，益母草30g，当归15g，甘草10g。

【主治】月经不调，不孕。

【用法】7剂，日1剂，水煎400mL，分早中晚3次饭后温服。

【病因病机】凡月经的周期、经期、经量、颜色等的异常均属于月经不调范畴。陈师认为，虽多种病因及病理因素皆可导致月经不调，但目前青年女性，常贪凉饮冷，即使在月经期亦常如此，寒性收引，经期产后，感受寒邪，或过食寒凉生冷，寒客冲任，与血搏结，以致气血凝滞不畅，出现月经不调，故临证中以下焦虚寒、血瘀内阻为月经不调之主要证型。"调经乃种子第一法"，对于不孕患者首先应将月经调理正常，如此方能有利受孕。

【病例】患者，女，35 岁，2012 年 9 月 8 日初诊。主诉：月经不调，面色晦暗及色斑 2 年余。曾先后服用中药 2 月余（主要为活血及补肾类药物），疗效欠佳。本次月经提前 3 天，量少，色暗。育有 1 子，已 6 岁，欲生育二胎，但未避孕已 2 年余未孕，故调经。现症：月经失调，一般 2～4 个月一至，面色晦暗，面部色斑较多，以两颧部明显，舌质暗，苔薄白，脉弦。根据其症状及病史，西医诊断为月经不调，不孕。中医诊断为月经不调，辨证为下焦虚寒、血瘀内阻。故用温经散寒、活血止痛之法。

处方：桂枝 10g，乌药 10g，桃仁 10g，红花 10g，赤芍 15g，丹参 20g，益母草 30g，当归 15g，甘草 10g。7 剂，日 1 剂，水煎 400mL，分早中晚 3 次饭后温服。

2012 年 9 月 15 日二诊：诉小腹疼痛，着凉或饮冷加重，腰部酸痛，余诸症未见明显变化。加艾叶 10g，杜仲、川续断各 15g。14 剂，日 1 剂。

2012 年 9 月 29 日三诊：月经未至，夜眠欠佳，舌质暗，脉弦细。加女贞子、旱莲草各 15g。14 剂，日 1 剂。

2012 年 10 月 13 日四诊：月经未至，舌质暗，苔白稍腻。加薏米 30g。14 剂，日 1 剂。

2012 年 10 月 27 日五诊：诉 25 日月经来潮，量少，色暗，当日即去。腰部酸痛明显好转，面色晦暗稍好转，面部色斑减轻。加制香附 15g，川芎 10g。28 剂，日 1 剂。

2012 年 11 月 24 日六诊：月经未至，诉无明显腰部酸痛，面色晦暗好转，面部色斑减轻，仍时有小腹部冷痛，舌质暗，苔薄白。原方去薏米，加炮姜 10g。14 剂，日 1 剂。

2012 年 12 月 8 日七诊：诉月经未至，自测尿 HCG（＋）。考虑早孕。因患者调经目的主要为怀孕，故暂停中药，嘱患者避风寒，慎起居，择期查妇科彩超。

2012 年 12 月 15 日八诊。查彩超示：宫内早孕，妊娠囊 4.0cm×2.3cm，可见胎心。

随访：患者剖宫产 1 女婴，母女均健。

【按语】寒邪客于下焦，致气血凝滞不畅，经前及经时气血下注冲任，胞脉气血更加壅滞，故发生月经不调，月经不调则气血运行失常，故见面色晦暗，面部色斑等症。故予桂枝、艾叶、炮姜、乌药温经散寒；桃仁、红花、赤芍、丹参、益母草、当归、香附活血祛瘀；薏米益气健脾利湿；杜仲、川续断、女贞子、旱莲草阴阳同调，滋补肝肾。针对不孕患者，陈师反复强调"调经乃种子第一法"。患者经治疗后，面色晦暗好转，面部色斑减轻，月经不调明显好转，虽尚未恢复正常，然患者调经乃为怀孕，患者已成功受孕，已达到患者治疗目的。经治疗后诸症减轻，充分体现了中医整体调整的治病观念。

验案二

【组成】小茴香 15g，炮姜 10g，桂枝 10g，艾叶 10g，元胡 10g，川芎 10g，没药 10g，当归 15g，益母草 30g，红花 10g，桃仁 10g，川楝子 10g，女贞子 15g，旱莲草 15g。

【主治】月经不调，不孕。

【用法】中药 14 剂，水煎，煎取 400mL，日 1 剂，分早中晚 3 次饭后温服。并嘱若服药期间月经来潮，继续服用。

【病因病机】凡在经期或经行前后，出现周期性小腹疼痛，或痛引腰骶，甚至剧痛晕厥者，称为"痛经"，亦称"经行腹痛"。本病的发生与冲任、胞宫的周期性生理变化密切相关。陈师认为，寒性收引，主疼痛，经期产后，感受寒邪，或过食寒凉生冷，寒客冲任，与血搏结，以致气血凝滞不畅，经前经时气血下注冲任，胞脉气血更加壅滞，"不通则痛"或"不荣则痛"，导致痛经发作，临证中以下焦虚寒、血瘀内阻为痛经之主要证型。冲任调和，经行正常，方能有利妊娠，故对于不孕患者首先须将月经调理正常，如此方能有利受孕。

【病例】患者，女，28 岁，2012 年 5 月 15 日初诊。主诉：经行腹痛 10 余年，婚后 2 年未孕。现症，月经后 20 天，经行腹痛及乳腺胀痛，月经量少，色暗，进食生冷则腹痛加重，畏寒，纳差，眠差，二便调，舌暗淡，苔薄白，脉沉细。既往乳腺增生病史 2 年余。根据其症状及病史，西医诊断为痛经，不孕。中医诊断为痛经，辨证为下焦虚寒、血瘀内阻。故用温经散寒、活血止痛之法。

处方：小茴香 15g，炮姜 10g，桂枝 10g，艾叶 10g，元胡 10g，川芎 10g，没药 10g，当归 15g，益母草 30g，红花 10g，桃仁 10g，川楝子 10g，女贞子 15g，旱莲草 15g。中药 14 剂，水煎，煎取 400mL，日 1 剂，分早中晚 3 次饭后温服。并嘱若服药期间月经来潮，继续服用。

2012 年 5 月 30 日二诊：服药 10 天后月经至，诉经行腹痛及乳腺胀痛减轻，活动后胸闷，气短，仍畏寒。原方加白术 10g，干姜 5g。中药 30 剂，日 1 剂。

2012 年 6 月 28 日三诊：诉昨日月经至，现腹痛明显，经行色暗伴血块，乳腺胀痛减轻，夜眠改善，纳可。加生蒲黄 15g（包煎），五灵脂 10g。中药 30 剂，日 1 剂。

2012 年 7 月 30 日四诊：患者诉服上药后 6 月份经行腹痛明显减轻，7 月 25 日月经至，无明显痛经及乳腺胀痛，自我触诊觉乳腺增生减轻。仍未孕，畏寒，原方加炒杜仲 15g。30 剂，日 1 剂。

2012 年 11 月 30 日五诊。患者来诊，诉坚持服药至 9 月底，已无痛经及乳腺胀痛，无畏寒，纳增，近 1 周晨起稍反酸，月经已错后 10 余天，自测尿 HCG（+）。考虑早孕。嘱患者避风寒，慎起居，择期查妇科彩超。

随访：患者 2012 年 12 月 20 日查子宫彩超示：宫内可见胎囊及胎心。后患者顺产 1 男婴。

【按语】寒邪客于下焦，致气血凝滞不畅，经前及经时气血下注冲任，胞脉气血更加壅滞，故发生痛经，同气相求，故进食生冷则腹痛加重。血得温则畅，通则不痛，故方中重用小茴香、炮姜、桂枝、艾叶温经散寒止痛，久病入络，舌暗乃血瘀之象，故予元胡、川芎、没药、当归、益母草、红花、桃仁活血通络止痛。女子以肝为先天，故予川楝子疏理肝气。虽予上药，患者仍时有痛经，故加生蒲黄、五灵脂，乃效失笑散之意。陈师反复强调"调经乃种子第一法"。患者经治疗后痛经减轻，故亦有利于怀孕。经治疗后月经正常并怀孕，无乳腺胀痛。

验案三

【组成】 逍遥散合桃核承气汤加减：栀子10g，党参15g，赤芍15g，柴胡12g，茯苓12g，甘草6g，白术10g，薄荷6g，桃仁15g，大黄12g，桂枝6g，芒硝6g（烊化），当归20g，红花15g，香附10g，乌药10g。

【主治】 肝郁脾虚，瘀热互结。

【用法】 水煎服400mL，日1剂，早晚温服。

【病例】 患者，女，30岁，教师，已婚，2013年3月8日初诊。主诉：月经期前烦躁1年余。患者于1年前因工作压力每至月经前一周则出现低热（体温37℃左右），心烦意乱、脾气暴躁，伴有少腹拘痛、腰痛、胁肋及乳房胀痛、不欲饮食、恶心干呕、大便干燥、失眠等症状，经量时多时少，行经不畅并常伴有血块；行经周期正常，经后前症即解。曾就诊于多家医院予中西医结合治疗，效果不佳，现患者于月经前5天再次出现低热（体温37℃），心烦易怒，伴有少腹拘痛、腰痛、胁肋及乳房胀痛，不欲饮食，恶心干呕，失眠，烦躁易怒症状较前加重，大便干燥，3天1次，小便色黄，舌质暗红边有齿痕，苔薄黄，脉沉涩。

中医辨证为肝郁脾虚，瘀热互结，故用疏肝健脾，泻热逐瘀之治法。

处方：逍遥散合桃核承气汤加减：栀子10g，党参15g，赤芍15g，柴胡12g，茯苓12g，甘草6g，白术10g，薄荷6g，桃仁15g，大黄12g，桂枝6g，芒硝6g（烊化），当归20g，红花15g，香附10g，乌药10g。3剂，水煎服400mL，日1剂，早晚温服。

2013年3月11日二诊。患者诉服药1副后大便即通畅，身热好转（体温36.7℃），现大便畅，2次/天，质偏稀，未感发热，前症悉减轻，纳渐可，寐可，舌质暗红边有齿痕，苔薄黄，脉沉涩。原方去芒硝6g，继服3剂至月经来潮。

2013年3月14日三诊：患者月经来潮第2天，前症悉减，仍有少腹拘痛、腰痛、胁肋及乳房胀痛较前减轻，月经色黑，血块多，量如常，纳可，寐可，烦躁症状较前减轻，大便稍稀，1~2次/天，小便色淡黄，舌质暗红边有齿痕，苔薄黄，脉沉涩。患者热象明显减轻（体温36.5℃），仍有肝郁脾虚血瘀之象，前方去大黄12g、桂枝6g，加艾叶10g，温经活血止痛，益母草

15g 活血止痛，元胡 15g 行气止痛。调整后处方：栀子 10g，党参 15g，赤芍 15g，柴胡 12g，茯苓 12g，甘草 6g，白术 10g，薄荷 6g，桃仁 15g，艾叶 10g，益母草 15g，元胡 15g，当归 20g，红花 15g，香附 10g，乌药 10g。7 剂，水煎服 400mL，日 1 剂，早晚温服。

2013 年 3 月 21 日四诊：患者月经已完 3 天。现烦躁、少腹拘痛、腰痛、胁肋及乳房胀痛、失眠诸症均消失，时有腹胀，纳寐可，大便偏稀，日 1 次，小便可，舌质红边有齿痕，苔薄白，脉沉弦。予逍遥散合香砂六君子汤加减善后。党参 15g，白芍 15g，柴胡 12g，木香 10g，茯苓 12g，甘草 6g，白术 10g，薄荷 6g，干姜 6g，厚朴 10g，枳壳 10g，砂仁 10g，当归 20g，荷叶 10g，香附 10g，川芎 15g。14 剂，水煎服 400mL，日 1 剂，早晚温服。

按此方法调理两个月经周期后，患者痊愈，1 年后随访未再复发。

【按语】痛经是指经行腹痛，其病机因气机郁滞，血行瘀阻之故，不通则痛。临床表现腹痛拒按、胸胁胀满、口干、便燥，或有寒热，或行经感冒发热、经行不畅，以致腹痛。属热入胞宫血分，症与"下焦蓄血"义同。故用桃核承气汤泻热逐瘀，活血止痛，使之"通则不痛"。大黄味苦、气香、性凉，原能开气、破血，为攻下之品，然无专入血分之药以引之，则其破血之力仍不专，方中用桃仁者，取其能引大黄之力专入血分以破血也。徐灵胎云："桃花得三月春和之气以生，而花色鲜明似血，故凡血瘀血结之疾，不能自调和畅达者，桃仁能入其中而和之散之，然其生血之功少，而去瘀之功多者何也？盖桃核本非血类，故不能有所补益，若瘀血皆已败之血，非生气不能流通，桃之生气在于仁，而味苦又能开泄，故能逐旧而不伤新也。"至方中又用桂枝者，亦因其善引诸药入血分，且能引诸药上行，以清上焦血分之热，则神明自安而如狂者可愈也，而其亦有佐治硝黄之寒性之用。经方桃核承气汤条文，开头虽冠以"太阳病"三字，但临床并不局限于太阳膀胱蓄血证，只要有其人如狂，少腹急结，小便自利，脉象沉实或涩的下焦蓄血证辨证依据，均可运用桃核承气汤，以活用经方，举一反三。

施今墨

验案

【组成】醋柴胡、醋蕲艾、厚朴花、玫瑰花、春砂仁、月季花、代代花、酒川芎、苏梗、桔梗、炒枳壳各5g，杭白芍、阿胶珠、酒当归各10g，香附米、生地黄、熟地黄、酒元胡各6g，炙甘草3g。

【主治】痛经（肝郁气滞）。

【病例】患者，女，16岁。去岁天癸初行量甚少，经来腹痛，食欲减退，两胁窜痛，情志不舒，时生烦躁，形体瘦弱，面色少华。舌淡苔腻，脉细缓。

辨证立法：情志不舒，两胁窜痛，均属肝郁，肝为藏血之脏，脾为生血之源，肝病传脾，血亏不得荣养经脉，冲脉为血海，血不充则经水少而腹痛。拟调冲任，理肝脾法。

处方：醋柴胡、醋蕲艾、厚朴花、玫瑰花、春砂仁、月季花、代代花、酒川芎、苏梗、桔梗、炒枳壳各5g，杭白芍、阿胶珠、酒当归各10g，香附米、生地黄、熟地黄、酒元胡各6g，炙甘草3g。

二诊：服药3剂，食欲增，精神好，两胁已不窜痛，月经尚未及期，未知经来腹痛是否有效，嘱于经前3天再服前方，以资观察。

三诊：每月经前均服前方3剂，已用过4个月均获良效，月经量较前增多，血色鲜红，经期较准，经期腰腹不觉酸痛，精神好，食欲强，面色转为红润，拟用丸方巩固。处方：每届经前1周，早晚各服艾附暖宫丸1丸，白开水送下。

【方解】杭白芍-醋柴胡：白芍养血敛阴，柔肝和血，缓急止痛，清解虚热；柴胡疏肝开郁，和解退热，升举阳气。白芍酸寒收敛，能敛津液而护营血，收阳气而泻邪热，养血以柔肝，缓急而止痛，泻肝之邪热，以补脾阴；柴胡轻清辛散，能引清阳之气从左上升，以疏调少阳之气，而理肝脾，调中宫，消痞满。二药伍用，相互依赖，相互促进，互制其短而展其长。故以白芍之酸敛，制柴胡之辛散；用柴胡之辛散，又佐芍药之酸敛；以引药直达少阳之经，而清胆疏肝，和解表里，升阳敛阴，调经止痛。

生熟地－砂仁：生熟地亦简称二地。生地黄性凉而不寒，养阴清热，凉血止血；熟地黄甘温黏腻，补益肝肾，滋阴养血，生精补髓；砂仁辛散温通，芳香理气，行气和中，开胃消食，温脾止泻，理气安胎。取砂仁辛散之性，去生熟地黏腻碍胃之弊。诸药合参，滋阴补肾，益精填髓，生血补血，养阴凉血之功益彰。生熟地、砂仁伍用，为施师所习用，诸凡津亏血少诸症皆宜选用。生熟地质体黏腻，易碍胃腻膈，故以砂仁之辛散佐之，消其副作用，增强治疗效应是也。

当归－川芎：当归性柔而润，补血调经，活血止痛，祛瘀消肿，润燥滑肠；川芎辛温香窜，行气活血，祛风止痛。当归以养血为主，川芎以行气为要。二药伍用，互制其短而展其长，气血兼顾，养血调经、行气活血、散瘀止痛之力增强。当归、川芎伍用，名曰佛手散，又名芎归散，出自《普济本事方》。治妊娠伤胎、难产、胞衣不下等症。《医宗金鉴》谓："命名不曰归芎，而曰佛手者，谓治妇人胎前、产后诸证，如佛手之神妙也。当归、川芎为血分之主药，性温而味甘、辛，以温能和血，甘能补血，辛能散血也。"明代张景岳云："一名芎归汤，亦名当归汤。治产后去血过多，烦晕不省，一切胎气不安，亦下死胎。"

艾叶－香附：艾叶温经止血，暖胞散寒止痛；香附开郁调经，行气止痛。艾叶除沉寒痼冷为主，香附开郁行气为要。二药参合，温开并举，调经散寒、理血利气、通经止痛的力量增强。艾叶、香附伍用，出自《寿世保元》艾附暖宫丸。治子宫虚寒不孕，月经不调，肚腹时痛，胸膈胀闷，肢怠食减，腰酸带下等。

厚朴花－玫瑰花：厚朴花味苦、辛，性温，而其气味辛香，具有生发之气，能宽胸理膈、化湿开郁、降逆理气；玫瑰花色紫、鲜艳，香气浓郁，其气清而不浊，其性和而不猛，柔肝醒脾，行气活血，宣通窒滞而绝无辛温刚燥之弊，实属理气解郁、和血散瘀之良药。

月季花－代代花：月季花甘温通利，活血调经，消肿止痛；代代花甘平行散，理气宽胸，开胃止呕。月季花重在活血，代代花偏于行气。二药伍用，一气一血，气血双调，调经活血、行气止痛甚效。施师经验，诸花入药者，均宜后下。否则，有效成分易被破坏，以致影响治疗效果。

苏梗－桔梗：苏梗行气宽中，温中止痛，理气安胎；桔梗宣通肺气，祛痰排脓，清利咽喉，升提利水。苏梗偏于下降理气，桔梗长于升提上行。二药伍用，一上一下，开胸顺气、理气止痛、消胀除满之功益彰。经期胸闷、乳房胀痛等症尤为相宜。

【按语】经来腹痛，多见于初行经时不重视经期卫生，饮冷遇寒，或肝郁气滞，或血瘀，或为血虚均可致痛经。本案则因肝郁不舒，遂有饮食少进，致血少来源，气滞血瘀，而引起痛经。初诊以缪仲淳之加减正元丹为主方，加元胡、柴胡、香附、苏梗疏肝理气，养血调经，服药后不但经来腹痛治愈，而且气血渐充，食欲增，面色亦转红润矣。

李今庸

验案一

【组成】生地黄 18g，当归 10g，炒白术 10g，白芍 10g，川芎 10g，炙甘草 8g，党参 10g，黄芪 10g，干艾叶 10g，阿胶 10g（烊化）。

【主治】冲任失固，症见周身皮肤散在出现青紫色斑块，月经量多，或淋漓不尽，肢体不温等。

【用法】上十味，以适量水先煎前九味，待水减半，去渣取汁，纳阿胶于药汁中烊化，温服，日 2 次。

【方解】方中取生地黄、当归、白芍、川芎、阿胶甘温养血，活血、止血；取党参、黄芪、白术、甘草甘温益气举陷；取艾叶温暖胞宫。

【病例】患者，女，45 岁，1990 年 8 月 4 日就诊。近半年多来，身体上下肌肤常出现一些散在性不规则的铜钱大紫色斑块，按之不退，无痛感。月经每次来潮则量多如涌，经血红。某医院为其 2 次刮宫治疗而未能奏效，心慌，少气，口干，脉细数。此乃血脉损伤，血瘀皮下，是为"紫斑"；治宜养血、活血、止血，兼以益气；借用胶艾汤加味：生地黄 18g，当归 10g，炒白术 10g，白芍 10g，川芎 10g，炙甘草 8g，党参 10g，黄芪 10g，干艾叶 10g，阿胶 10g（烊化）。上 10 味，以适量水先煎前九味，待水减半，去渣取汁，纳阿胶于药汁中烊化，温服，日 2 次。

【按语】《黄帝内经·灵枢·脉度》说："经脉为里，支而横者为络，络之别者为孙（络）。"络脉布于人身内外上下，血气衰少，无以充养络脉，络脉损伤，则血溢出络外，淤积皮下，结为紫斑而按之不退。《金匮要略·腹满寒疝宿食病脉证治》说："按之不痛为虚，痛者为实。"彼虽为腹满一证而设，然其作为诊察疾病虚实原则，亦适用于各种病症，此例乃因血气衰少所致，故按之无随月经来潮而下出前阴，则症见月感。胞中络脉损伤，血溢络外，每经过多。病不因胞宫血实积滞，故刮宫无益也。阴血衰少，则阴血不足而阳气亦虚弱，故口干、脉细数而又心慌、少气。借用胶艾汤补血养络、止血活血，加党参、黄芪、白术益气生津。药服 1 剂而止，6 剂而病愈。

验案二

【组成】干生地 18g，当归 10g，川芎 10g，干艾叶 10g，白芍 10g，炙甘草 10g，炒白术 10g，阿胶（烊化）12g。

【主治】妊娠子宫出血。

【用法】用水适量，先煎前七味，汤成去渣，纳阿胶烊化，温分再服。日服 1 剂。

【病例】患者，女，28 岁。2006 年 7 月 28 日就诊。月经 2 个月未潮，每日前阴有点滴血液下出，经太原某医院检查诊断为"早孕"，用西药止血未效，改用中成药"保胎丸"治疗，始服有两天未出血，继而每天又有点滴血出，诊之六脉稍弱而独右尺有滑象，舌苔薄白，乃冲任下陷，血不养胎而漏下，几有失胎之虞，急宜养血调经、暖宫止血，以《金匮要略》胶艾汤加白术以治之。药用：干生地 18g，当归 10g，川芎 10g，干艾叶 10g，白芍 10g，炙甘草 10g，炒白术 10g，阿胶（烊化）12g。用水适量，先煎前七味，汤成去渣，纳阿胶烊化，温分再服。日服 1 剂。药服 2 剂而血止病愈。患者恐其病复发遂自作主张地连服其方 10 剂后停药。

【按语】《黄帝内经·灵枢·五音五味》说："冲脉任脉，皆起于胞中。"出于会阴，循腹胸而上，王冰注《黄帝内经·素问·上古天真论》说："冲为血海，任主胞胎。"冲任和调，阴阳和合而结为胎孕，则为经脉循环流行而资养。今胎孕初结，而经血不足，故右尺脉独见滑象而余脉皆稍弱；经脉血弱不足以充养血海，则冲任郁陷而每日见前阴点滴下血。患者漏血而怀胎，

殆即俗所谓"漏胎怀"也。用胶艾汤加味，以干生地、当归、川芎、白芍等
为四物汤补血养血且以活血，阿胶补肾育阴以止血，艾叶温暖胞宫以止血；
炙甘草资中焦之汁以调和诸药；其方特加白术者，以健脾固带而束冲任止其
下陷也。

验案三

【组成】 生地黄18g，当归10g，川芎10g，干艾叶10g，甘草8g，白芍
10g，党参10g，炒白术10g，炙黄芪10g，黑姜炭10g，阿胶（烊化）10g。

【主治】 崩中。

【用法】 以水煎服，日2次。

【病例】 患者，女，32岁。1950年11月某日就诊。发病3天，前阴忽然
下血，时多时少，多则血下如崩，血色淡红，心慌，全身乏力，手足不温，
面色㿠白无华，舌质淡，脉见动象。乃冲任失调，血海不固，病属"崩中"，
或曰"血崩"，治宜养血止血，佐以固气，拟胶艾汤加味。药用：生地黄
18g，当归10g，川芎10g，干艾叶10g，甘草8g，白芍10g，党参10g，炒白
术10g，炙黄芪10g，黑姜炭10g，阿胶（烊化）10g。以水煎服，日2次。药
服2剂而病愈。

【按语】《黄帝内经·灵枢·五音五味》说："冲脉任脉，皆起于胞中。"
而冲脉则为血海，冲任损伤，失于和调，血海不固，则其血下出于前阴，缓
则滴沥不断而为"漏下"，急则血出如涌而为"崩中"；血出多，则无以荣养
周身，故面色㿠而舌质为淡；血为气之府，血少则无以载气而气亦衰损，故
心慌、全身乏力；阳气不充于四肢，则手足为之不温；阳气无阴血之偶，则
独动于中，故脉见于关部厥厥然动摇而为"动"象。方用生地黄、阿胶补血
止血；艾叶暖胞宫、和冲任以增强止血之效；当归、川芎、白芍活血逐瘀以
导阴血之归经；干姜炒炭，变辛为苦，止血而不动血；加党参、白术、黄芪
者，乃"血脱者固气"之法，益气而摄血也。

朱南孙

验案

【主治】多囊卵巢综合征致不孕。

【病例】患者，34 岁，2011 年 11 月 5 日因"结婚 4 月未避孕未孕"初诊。患者 2005 年行右侧卵巢囊肿剥离术，术后开始服达英 – 35 持续 6 年。停药后经期延后，经外院检查后诊断为多囊卵巢综合征（PCOS）。初潮 14 岁，5~6/30~90 天，经量中，色鲜红，无腹痛，末次月经：10 月 10 日（达英 – 35 撤退性出血）。心烦易怒。脉细弦，舌暗红，苔薄腻。中医诊断：患者素体肝肾不足，冲任失调，治拟补肝益肾，疏利冲任。

处方：当归 30g，丹参 30g，丹皮 15g，赤芍 15g，川芎 6g，制香附 12g，川楝子 12g，川牛膝 12g，石楠叶 15g，益母草 20g，马鞭草 15g，红花 15g。12 剂，水煎服，每日 2 次。

2011 年 11 月 19 日二诊时月经逾期未临，右下腹轻微胀痛，BBT 未升，脉舌详前，治拟益气养血，调补肝肾。调整处方为：当归 30g，党参 30g，丹参 30g，炙黄芪 30g，熟地 15g，菟丝子 12g，覆盆子 12g，枸杞子 12g，巴戟天 15g，仙灵脾 15g，制香附 12g，川楝子 12g，益母草 20g。12 剂，水煎服，每日 2 次。

2011 年 12 月 3 日三诊。月经未转，BBT 双相，脉弦细，舌淡红苔薄腻。治宗原法增进方药：当归 30g，党参 30g，丹参 30g，炙黄芪 30g，熟地 15g，菟丝子 12g，覆盆子 12g，巴戟天 15g，仙灵脾 15g，鹿角 10g，益母草 20g，马鞭草 15g，三棱 15g，莪术 15g。12 剂，水煎服，每日 2 次。

2012 年 2 月 11 日四诊。末次月经：12 月 11 日，经水 2 月未转，BBT 低温单相，神疲畏寒，近日略有少腹作胀，略有带下，脉细缓，舌淡边尖红。治拟补肾养肝、疏利冲任。处方：党参 30g，炙黄芪 30g，当归 30g，熟地 15g，菟丝子 12g，覆盆子 12g，巴戟天 15g，仙灵脾 15g，鹿角片 12g，小茴香 6g，艾叶 6g，益母草 20g。12 剂，水煎服，每日 2 次。

2012 年 4 月 28 日复诊时查尿 HCG（+），末次月经：2 月 25 日，B 超证实宫内妊娠。

【按语】多囊卵巢综合征是一种常见的妇科内分泌疾病，在育龄期妇女中的发病率为 5%~10%，其临床表现为稀发排卵、雄激素增高、多毛、肥胖、不孕等。PCOS 所致不孕在排卵障碍性不孕中可达 75%。朱师认为 PCOS 病因病机之本在于肾虚，与肝关系密切；肝肾不足可致小卵泡无法发育成熟而排出。本患者初诊时月经稀发，心烦易怒，属素体肝肾不足，冲任失调，治拟补肝益肾，疏利冲任。考虑患者处于月经后半周期，月经将临，以养血活血通经为主，君药施以大剂当归，重在补血活血，养血调经，疏利冲任；臣以丹参、丹皮、赤芍、川芎、马鞭草、红花、益母草活血通经；佐以制香附、川楝子疏利冲任气机；石楠叶益肾通络；川牛膝为使引血下行。

复诊时患者月经逾期未至，右下腹微胀，基础体温（Basal Body Temperature，BBT）单相。朱师未再通利月经，而是考虑其肝肾不足，冲任未充，无血以下，改投益气养血、调补肝肾之方。以大剂量当归、党参、丹参、黄芪作为君药，补气养血以填肾精；臣以补益肝肾之菟丝子、覆盆子、枸杞子、巴戟天、仙灵脾，佐以制香附、川楝子疏肝理气通络以及入血分之益母草活血调经。全方用药补益与疏利冲任并行，如此益气养血、调补肝肾以治肝肾不足之月经稀发，为"塞因塞用"之"从"法反治的体现。此方加入当归、丹参、益母草等养血活血之品，补中寓通，通中有补，通补兼施，可促进发育成熟之卵泡突破卵巢包膜而顺利排出。

12 月 3 日三诊时患者虽未转经，但基础体温双相，可见药后肾气充足，任通冲盛，则卵子得以养发成熟，顺利排出。此时冲任气血自阴盛阳生逐渐过渡到重阳阶段，朱师宗原法递进，加鹿角片温阳补肾，熟地益髓填精；辅以马鞭草、三棱、莪术活血通经。本方滋肾阴与温肾阳之药通用，阴阳相济，肾气充足，冲脉盛，血海盈，经水则应月而满溢。如此调理后，患者于 12 月 11 日行经。

此法增进调理 2 月后，患者临床表现又有变化，出现神疲畏寒之象，朱师在原法补肾养肝、疏利冲任基础上，加入小茴香、艾叶加强温经散寒之功。按此治则调理数月，4 月 28 日 B 超证实宫内妊娠。在此 PCOS 案例中，朱师以补养肝肾为主，糅合活血、疏利冲任之法，并根据患者症情和月经周期气血阴阳变化，或理气活血疏利冲任，或活血疏利调经，或温经散寒调经，随症使用，终获良效。

梅国强

验案一

【组成】黄芪 30g，生晒参 6g（另包），焦白术 10g，茯苓 30g，炙甘草 6g，生地黄 10g，当归 10g，川芎 10g，白芍 10g，阿胶 10g（另包），艾叶炭 10g，旱莲草 30g，三七粉 10g（另包），女贞子 10g。

【主治】崩漏。

【用法】水煎服。

【病例】患者，女，22 岁。诉月经淋漓不尽 2 个月，经期无腰腹痛，纳差。此人体瘦，面色淡白，苔薄白，舌质淡，脉缓。一派脾胃虚弱，气血不足之象，故用四君子汤加减以健脾和胃，补益气血。处方：黄芪 30g，生晒参 6g（另包）、焦白术 10g，茯苓 30g，炙甘草 6g，生地黄 10g，当归 10g，川芎 10g，白芍 10g，阿胶 10g（另包），艾叶炭 10g，旱莲草 30g，三七粉 10g（另包）、女贞子 10g。1 周后复诊，饮食好转，漏下减少；3 个月后漏下消失，又调治半年后月经基本正常；此类疾病治疗周期较长，医患双方要有耐心与恒心。梅师认为此类患者若无腰腹痛，多责之脾胃虚弱，气血不足，用四君子汤合四物汤加减；若兼有腰腹痛，多责之于湿热阻滞，气血瘀阻，以温胆汤加活血行气药为主方治疗。

验案二

【组成】柴胡 10g，黄芩 10g，法半夏 10g，生地黄 10g，当归 10g，川芎 10g，白芍 10g，艾叶炭 10g，阿胶 10g（另包），旱莲草 30g，贯众炭 10g，血余炭 10g，山楂炭 10g，杜仲 5g，续断 10g，石菖蒲 10g，金刚藤 30g。

【主治】冲任不固致月经提前，经间期出血。

【用法】水煎服。

【病例】患者，女，26 岁。诉月经提前，经间期出血，经期腰腹疼痛，头晕，其舌苔白略厚，脉缓。梅师认为，冲任不固致月经提前，经间期出血；少阳经脉不利致经期腰腹疼痛，头晕，故治以和解少阳，调理冲任，用柴胡四物汤为主方加减，书方如下：柴胡 10g，黄芩 10g，法半夏 10g，生地黄 10g，当归 10g，川芎 10g，白芍 10g，艾叶炭 10g，阿胶 10g（另包），旱莲草 30g，贯众炭 10g，血余炭 10g，山楂炭 10g，杜仲 5g，续断 10g，石菖蒲 10g，金刚藤 30g。三周之后，月经来潮，无经间期出血，腰腹痛、头痛症状均消失。梅师常用艾叶炭、贯众炭、血余炭、山楂炭等药以止血，治疗出血证效果显著。

周铭心

验案

【组成】当归 18g，川芎 15g，白芍 50g，元胡 15g，木香 12g，羌活 15g，威灵仙 30g，艾叶 8g，肉桂 15g，白芷 15g。

【主治】痛经。

【用法】水煎服。

【病例】患者，女，23 岁，以"痛经"就诊。舌尖红苔白微腻，脉细弦尺沉，每于经前 1 周始痛，至行经第 1 日必疼痛难忍，第 2 日后缓解，月经持续 6 日。来诊时恰在经前 4 日，已见小腹疼痛。法取行气活血止痛。处方：当归 18g，川芎 15g，白芍 50g，元胡 15g，木香 12g，羌活 15g，威灵仙 30g，艾叶 8g，肉桂 15g，白芷 15g。5 剂，水煎服，服药 1 周。再次来诊时述，用药后痛经消失，经行第 1 日仅觉腹胀而已。遂将原方去艾叶、元胡、威灵仙，加鱼腥草 30g，败酱草 20g，益母草 15g，并减白芍剂量，用 30g。

【按语】一般而言，痛经通常为寒瘀痹阻胞宫所致，散寒逐瘀，通络止痛为其常法，医家多选用三棱、莪术、灵脂、桃仁、红花、土鳖虫等以活血化瘀，乌药、吴茱萸、肉桂、附子、艾叶、茴香等以散寒通滞。据周师经验，其初涉临床时，亦以上述药物组方甚至用大黄虫丸等重剂，但总觉疗效非著；后临证渐多，变换治法，从有效案例中获得不少启发，形成痛经论治策略：首重缓急止痛，次在通经祛风；养血柔肝为本，散寒化瘀为末。是则置逐瘀祛寒常法于次要地位。观本案方药，盖本于此。白芍既可缓急止痛，合以当归，又复柔肝养血，是为君药；辅以羌活、白芷、川芎、威灵仙，功可祛风通经，六药充当治法主干，再稍佐肉桂、艾叶温经散寒，元胡、木香活血行气止痛，故令肝经条达，胞宫和畅，经行腹痛遂止。至于周师将祛风为治法要着者，乃从一例经行腹痛兼头痛病案启迪。彼案以羌活、白芷、威灵仙、川芎等祛风药为主治疗获效，两痛尽释，悟到痛经亦兼有风邪潜伏胞宫病机，风与寒、瘀等合邪，阻止冲任气机，一俟经血欲行，则凝滞动乱，其痛遂发。

刘沈林

验案

【组成】炙黄芪 30g，全当归 15g，赤芍 15g，羌活 15g，防风 15g，片姜黄 10g，炙甘草 10g，干姜 10g，大枣 10g。

【主治】治疗奥沙利铂所致外周神经毒性。

【用法】蠲痹汤熏洗配合艾灸足三里。

【病例】第 1 天开始用蠲痹汤熏洗双足，具体药物组成：炙黄芪 30g，全当归 15g，赤芍 15g，羌活 15g，防风 15g，片姜黄 10g，炙甘草 10g，干姜 10g，大枣 10g。医生开具处方，江苏省中医院中药煎药中心自动煎药机煎煮。用法：药煎煮，每包 200mL，足盆中倒入 2 000mL 温水（38℃~42℃），嘱咐患者将 400mL 药液倒入其中，将双足放入药液中浸泡 20 分钟。每晚临睡前 1 次，同时在医院门诊配合艾条温和灸，取双侧足三里穴位，将艾条一端点燃，对准穴位距皮肤 2~3cm 熏灸，以患者局部有温热感而无灼痛为宜，灸 20 分钟，至皮肤潮红为度，每日 1 次。对照组口服弥可保（甲钴胺片）每次 1 片，每日 3 次。两组患者（各 35 例）均以 21 天为 1 个疗程。经过统计分析，蠲痹汤熏洗配合艾灸足三里治疗奥沙利铂所致外周神经毒性，疗效确切，并能减少外周神经毒性程度。

张学文

验案

【主治】艾灸治疗胎位异常。

【用法】将艾叶晒干轧绒，棉纸搓条如指粗，长 20cm，每晚让孕妇靠背呈半坐位，艾灸双侧至阴，每穴灸 30 分钟。

【病案举例】初产妇 33 例，经产妇 62 例。臀位 68 例，横位 27 例。治疗方法：将艾叶晒干轧绒，棉纸搓条如指粗，长 20cm，每晚让孕妇靠背呈半坐位，艾灸双侧至阴，每穴灸 30 分钟。治疗效果：95 例中，1 次治愈 76 例，2 次治愈 19 例，治愈率为 100%。

第三节　艾草药膳

本节介绍了目前临床上常用的艾草相关的药膳方，共收录药膳方 14 首。药膳方（药膳方名居中）按组成、功效、用法等项分别编写。

人工周期药膳疗法

药膳方一

【组成】绒毛、菟丝、枸杞、当归、仙灵脾、熟地黄各 10g，加猪腰 1 个。

【功效】治疗不孕症。以补肾为主。用于肾虚不孕者，多系卵巢功能低下的无排卵，或黄体功能差，或子宫发育不全。

【用法】于月经周期第 11~16 天服用，每日 1 剂。

【按语】如偏阴虚者，加女贞子、旱莲草各 10g；偏阳虚者，加鹿角胶 10g、艾叶 6g。

药膳方二

【组成】熟地黄、山黄、枸杞、肉苁蓉、巴戟各 10g，炒艾叶 6g，乌鸡 120g。

【功效】温肾暖宫。

【用法】水煎取液加乌鸡块煮。喝汤吃鸡肉。于月经周期第 11～16 天，每日 1 剂，共服 5 剂。

胶艾四物汤

【组成】阿胶、当归、白芍各 10g，熟地黄 15g，炙甘草、艾叶、川芎各 3g。

【功效】可益气补血，补肾安胎，适用于气血亏虚所致的崩漏过多，月经不止，先兆流产，胎动不安等。

【用法】将上药水煎取汁，共取两次，混合，纳入阿胶烊化。分三次口服，每日 1 剂。

胶艾清酒汤

【组成】川芎、熟地黄、阿胶、甘草各 6g，艾叶、当归各 9g，芍药 12g。

【功效】可养血安胎，适用于妊娠腹痛下血之胞阻，即气血不和之先兆流产。

【用法】上药加水 500mL，清酒 300mL，合煮至 300mL，去渣，纳入阿胶烊化。温服 100mL，每日 3 次。不愈，再制剂服。

艾叶菟丝子蛋

【组成】艾叶 10g，菟丝子 5g，生姜 3 片，大枣 5 枚，鸡蛋 2 个。

【功效】可温经散寒，益气养血，适用于血虚寒凝之经迟。

【用法】将诸药、鸡蛋加水同煮，待蛋熟后，去壳再煮 3～5 分钟，去渣取汁。饮汤食蛋，于经前 7 天开始服用，每日 1 剂，连续 5 天。

艾叶母鸡汤

【组成】艾叶15g，黄芪30g，母鸡1只，调料适量。

【功效】可温中益气摄血，适用于中气不足之经来量多，面白心悸，肢体乏力等。

【用法】将母鸡去毛杂，洗净，切块。诸药布包与母鸡同入汤锅中炖至鸡肉熟后，去药包，加食盐、味精、葱、姜调服。经期服用，连续1~2剂。

艾叶姜蛋汤

【组成】艾叶10g，生姜15g，鸡蛋2个。

【功效】可温经通络，适于寒凝胞宫之闭经、下腹冷痛等。

【用法】将艾叶、生姜同鸡蛋加清水适量煮至鸡蛋熟后，去壳再煮片刻。食蛋饮汤，每日1剂，5~7天为一疗程，连续5~7个疗程。

艾叶薏米粥

【组成】艾叶6g，鸡蛋1个，薏米粥1碗。

【功效】可温阳补肾止血，适用于功血肾阳虚者。

【用法】将艾叶、鸡蛋加清水适量同煮至熟后，食蛋，及艾叶汤调入薏米粥服食。每日2次，疗程不限。

胶艾汤

【组成】阿胶、艾叶各10g。

【功效】可养血安胎，暖宫止痛，适用于妊娠期间小腹冷痛，形寒肢冷，纳少便溏，小便清长，面色（白光）白等。

【用法】将艾叶水煎取汁，纳入阿胶烊化饮服，每日服1剂，连续3~5天。

艾归鸡汁粥

【组成】艾叶、当归各5g，大米50g，鸡汁适量，食盐少许。

【功效】可养血散寒止痛，适用于虚寒腹痛。

【用法】将艾叶、当归水煎取汁，纳入大米煮粥，待熟时调入鸡汁、食盐，再煮一、二沸即成。每日1剂，连续3～5天。

二花艾楂酒

【组成】红花、玫瑰花各10g，艾叶、山楂各30g，当归10g，白酒500g，冰糖适量。

【功效】可活血化瘀，疏肝调经，适用于肝郁气滞之女子不孕症。

【用法】诸药布包，浸入白酒中，每日摇动数次，连续7天后每日早晚各饮服10～30mL，连续2～3个月。

艾叶粥

【组成】艾叶10g，大米100g，白糖适量。

【功效】可温经止血，散寒止痛，适用于寒性出血，下腹冷痛，月经不调，经行腹痛，带下等。

【用法】将艾叶择净，放入锅中，加清水适量，浸泡5～10分钟后，水煎取汁，加大米煮粥，待熟时调入白糖，再煮一、二沸即成，每日1剂。

鹌鹑艾胶汤

【组成】鹌鹑2只，鹿角胶、龟板胶、驴皮胶各10g，人参、川芎各10g，菟丝子15g，艾叶30g。

【功效】可温肾健脾，益气助阳，适用于脾肾亏虚所致的不孕症。

【用法】将鹌鹑去毛杂，洗净备用。取人参、川芎、菟丝子、艾叶水煎取汁约 250mL，而后将药汁、鹌鹑、三胶同放碗中，隔水炖烂，食肉饮汤。

胶艾四物粥

【组成】阿胶 5g，艾叶、当归、川芎、白芍、熟地黄、甘草各 9g，大米 100g。

【功效】可养血散寒，温阳止痛，适用于虚寒腹痛。

【用法】将诸药水煎取汁，加大米煮粥，待熟时调入捣碎的阿胶，再煮一、二沸即成，每日 1 剂，连续 3～5 天。

第四节　艾草的现代医用方剂

艾附暖宫丸

【处方】艾叶炭 120g，香附（醋制）240g，吴茱萸（制）80g，肉桂 20g，当归 120g，川芎 80g，白芍（酒炒）80g，生地黄 40g，黄芪（蜜制）80g，续断 60g。

【制法】以上十味，粉碎成细粉，过筛，混匀。每 100g 粉末加炼蜜 110～130g 制成小蜜丸或大蜜丸，即得。

【功能与主治】理气养血，暖宫调经。用于血虚气滞、下焦虚寒所致的月经不调、痛经，症见行经后错、经量少、有血块、小腹疼痛、经行小腹冷痛喜热、腰膝酸痛。

【用法与用量】口服。小蜜丸一次 9g，大蜜丸一次 1 丸，一日 2～3 次。

【规格】大蜜丸每丸重 9g。

安坤赞育丸

【处方】香附（醋制）96g，鹿茸24g，阿胶24g，紫河车20g，白芍16g，当归16g，牛膝14g，川牛膝14g，北沙参12g，没药（醋制）12g，天冬11.5g，补骨脂（盐制）11g，龙眼肉10g，茯苓8g，黄檗8g，龟甲8g，锁阳8g，杜仲（盐制）8g，秦艽8g，鳖甲8g，艾叶炭8g，白薇8g，延胡索（醋制）8g，山茱萸（酒制）8g，鹿尾7.5g，枸杞子6g，鸡冠花6g，黄芪6g，乳香（醋制）6g，赤石脂（煅）6g，鹿角胶6g，菟丝子4g，肉苁蓉（酒制）6g，鸡血藤4g，桑寄生4g，琥珀4g，甘草4g，人参2g，乌药3g，丝棉炭2g，血余炭2g，白术（麸炒）24g，西红花0.8g，地黄16g，砂仁24g，沉香13g，酸枣仁（炒）16g，续断10g，陈皮14g，橘红8g，川芎12g，泽泻8g，黄芩10g，青蒿6g，远志（甘草制）8g，肉豆蔻（煨）6g，藁本6g，红花4g，柴胡6g，木香2g，紫苏叶5g，熟地黄16g，丹参2g。

【制法】以上六十三味，除白术、砂仁、地黄、酸枣仁、沉香、陈皮、续断、川芎、橘红、黄芩、泽泻、远志、青蒿、藁本、肉豆蔻、柴胡、红花、紫苏叶、木香、丹参、熟地黄粉碎成粗粉外，其余香附等四十一味，置罐中，另加黄酒400g，加盖封闭，放高压罐内加热或隔水炖至酒尽，取出，与上述粗粉掺匀，干燥，粉碎成细粉，过筛，混匀，每100g粉末加炼蜜110~130g制成大蜜丸，即得。

【功能与主治】补气养血，调经止带。用于气血两亏和肝肾不足所致之形瘦虚羸，神倦体疲，面黄浮肿，心悸失眠，腰酸腿软，午后低烧，骨蒸潮热，月经不调，崩漏带下，产后虚弱，瘀血腹痛，大便溏泻。

【用法与用量】口服。一次1丸，一日2次。

【注意】孕妇遵医嘱服用。

【规格】每丸重9g。

安胎益母丸

【处方】益母草 100g，香附（醋制）40g，川芎 40g，当归 40g，续断 30g，艾叶 30g，白芍 30g，白术 30g，杜仲（盐水制）30g，党参 30g，茯苓 30g，砂仁 20g，阿胶（炒）20g，黄芩 20g，陈皮 20g，熟地黄 100g，甘草 10g。

【制法】以上十七味，粉碎成细粉，过筛，混匀。每 100g 粉末加炼蜜 80～100g 制成大蜜丸，即得。

【功能与主治】用于气血两亏，月经不调，胎动不安。

【用法与用量】口服。一次 1 丸，一日 2 次。

【注意】感冒发热者忌服。

【规格】每丸重 4.5g。

安阳固本膏

【处方】乌药 36g，白芷 36g，木通 36g，当归 36g，赤芍 36g，大黄 36g，续断 36g，椿皮 36g，川牛膝 36g，杜仲 36g，附子 36g，锁阳 36g，红花 36g，巴戟天 36g，艾叶 72g，香附 72g，肉桂 72g，益母草 72g，金樱子 18g，血竭 14.4g，乳香 7.2g，没药 7.2g，儿茶 7.2g。

【制法】以上二十三味，将乳香、没药、儿茶、血竭共研成细粉，过筛，混匀。其余乌药等十九味酌予碎断，与植物油 2 304g 同置锅内炸枯，去渣，滤过，炼至滴水成珠，另取红丹 768g，加入油内搅匀，收膏，将膏浸泡于水中。

【功能与主治】温肾暖宫，活血通络。用于女子宫寒不孕，经前腹痛，月经不调；男子精稀薄，精子少，腰膝冷痛。

【用法与用量】加温软化，贴于脐部。

【注意】忌酒及辛辣、寒凉食物。孕妇忌用。

【规格】每张净重 25g。

白凤饮

【处方】乌鸡152g，熟地黄28.6g，地黄14.3g，白芍14.3g，川牛膝14.3g，当归14.3g，冬虫夏草5g，黄芪14.3g，茯苓17.9g，知母14.3g，地骨皮7.1g，青蒿28.6g，秦艽10.7g，黄连7.1g，柴胡14.3g，香附（醋制）28.6g，艾叶28.6g，牡丹皮14.3g，延胡索（醋制）7.1g，川贝母14.3g，干姜7.1g。

【制法】以上二十一味，乌鸡、冬虫夏草加 pH 值为 2~3 的水煎煮两次，第一次 6 小时，第二次 4 小时，合并煎液，滤过，滤液加压水解 8 小时，调节 pH 值至 4.5~5.5，滤过，滤液浓缩至适量，加乙醇使含醇量为 60%，静置，滤过，滤液回收乙醇；其余熟地黄等十九味，加水煎煮两次，每次 2 小时，合并煎液，滤过，滤液浓缩至适量，加入等量乙醇，搅匀，静置，滤过，滤液回收乙醇，静置 12 小时，取上清液；滤过，滤液与上述药液合并，加炼蜜375g，加水调整总量至 1 000mL，调节 pH 值至规定范围，静置，滤过，灌封，灭菌，即得。

【功能与主治】补肝肾，益气血。用于肝肾不足，气血亏虚，妇女月经不调，崩漏带下，腰膝酸软等症。

【用法与用量】口服。一次 10mL，一日 2 次。

【规格】每支装 10mL。

白花蛇膏

【处方】方（一）：麻黄210g，生马钱子300g，细辛45g，生川乌45g，当归150g，黄芪120g，甘草120g，艾叶300g，鳖甲240g，白花蛇90g，地龙15g，血余30g，威灵仙60g，穿山甲60g，蓖麻子60g，生草乌60g，干蟾15g，生姜120g，大葱180g，巴豆45g，乌梢蛇120g。

方（二）：冰片17g，硇砂8g，生白附子16g，生天南星8g，人参10g，羌活8g，肉桂10g，乳香18g，没药18g，防风6g，天麻8g，母丁香8g，桂枝8g，附子18g，白芥子10g，川芎8g，白芷8g。

【制法】方（一）二十一味，酌予碎断，与食用植物油 7 200g 同置锅内，炸枯，去渣，滤过，炼至滴水成珠，另取红丹 2 320g 加入油内搅匀，收膏。将膏浸泡于水中；方（二）十七味，除冰片研细外，其余人参等十六味粉碎成细粉，过筛，混匀。用时取方（一）膏置锅中文火熔化，放冷至 70℃ ~ 80℃时，加入方（二）细粉，微凉，再加入冰片粉，搅匀。分摊于布上，即得。

【功能与主治】祛风寒，活血止痛。用于筋骨麻木，腰腿臂痛，跌打损伤，闪腰岔气，腹内积聚，受寒腹痛。

【用法与用量】用鲜姜白酒搽净患处，将膏药温化开，贴敷。

【注意】孕妇勿贴腹部。

【规格】每张净重：（1）18g；（2）36g。

百草油

【处方】甘草 25g，黄芩 25g，黄檗 25g，大黄 25g，厚朴 12.5g，陈皮 12.5g，草果 12.5g，豆蔻 12.5g，柴胡 12.5g，白芷 12.5g，青蒿 25g，大皂角 12.5g，细辛 12.5g，紫草 18g，沉香 6g，诃子 25g，艾叶 50g，薄荷油 2 500g，丁香罗勒油 150g，肉桂油 150g，广藿香油 0.4g。

【制法】以上二十一味，除薄荷油、丁香罗勒油、肉桂油、广藿香油外，其余甘草等十七味用食用植物油 2 500g 温浸 15 天，滤过，与薄荷油等四味混匀，静置，滤过，即得。

【功能与主治】清暑祛湿，辟秽止呕，提神醒脑。用于伤风感冒，呕吐腹痛，舟车晕浪，皮肤瘙痒。

【用法与用量】外用，擦患处。口服，一次 4 ~ 5 滴。

【规格】每瓶装 10mL。

百艾洗液

【处方】苦参，百部，黄檗，地肤子，艾叶，蛇床子，枯矾，冰片，薄荷油。

【功能与主治】用于湿热下注所致的阴痒，带下量多，尿频、急、数、痛，小便黄赤等，以及霉菌性阴道炎、滴虫性阴道炎、非特异性阴道炎、瘙痒等见上述证候者。

【用法与用量】外用。取本品20mL，加温开水稀释至200mL，制成洗液，用冲洗器冲洗或局部浸洗、坐浴，一日2次。7天为一疗程，或遵医嘱。

【规格】每瓶装：（1）100mL；（2）200mL。

保胎丸

【处方】熟地黄125g，艾叶炭200g，荆芥穗50g，平贝母100g，槲寄生150g，菟丝子（酒制）200g，黄芪200g，白术（炒）200g，枳壳（炒）150g，砂仁125g，黄芩100g，厚朴（姜制）50g，甘草25g，川芎150g，白芍200g，羌活25g，当归200g。

【制法】以上十七味，粉碎成细粉，过筛，混匀。每100g粉末加炼蜜100~110g制成大蜜丸，即得。

【功能与主治】补气养血，保产安胎。用于妊娠气虚，腰酸腿痛，胎动不安，屡经流产。

【用法与用量】口服。一次1丸，一日2次。

【规格】每丸重9g。

保胎无忧片

【处方】艾叶炭35g，荆芥炭40g，川芎75g，甘草25g，菟丝子（酒泡）50g，厚朴（姜制）35g，羌活25g，川贝母50g，当归（酒制）75g，黄芪40g，白芍（酒制）60g，枳壳（麸炒）30g。

【制法】以上十二味，川贝母、白芍粉碎成细粉。黄芪、甘草加水煎煮两次，第一次3小时，第二次1小时，合并煎液，滤过。荆芥炭、艾叶炭加水煮沸后，于80℃热浸两次，第一次2小时，第二次1小时，滤过，合并滤液。菟丝子、川芎、厚朴、当归、羌活用80%乙醇回流两次，第一次3小时，第二次2小时，滤过，合并滤液，回收乙醇至无醇味。枳壳提取挥发油至油尽，并滤取药液。将以上四种滤液合并，减压浓缩至相对密度1.35~1.40（50℃

热测）的稠膏，加入川贝母、白芍细粉，混匀，制成颗粒，干燥，喷入枳壳挥发油，混匀，压制成 400 片，即得。

【功能与主治】安胎，养血。用于闪挫伤脂，习惯性小产、难产。

【用法与用量】鲜姜汤送服。一次 4～6 片，一日 2～3 次。

【注意】忌食鱼类，产妇忌服。

保胎无忧散

【处方】艾叶炭 35g，荆芥炭 40g，川芎 75g，甘草 25g，菟丝子（酒泡）50g，厚朴（姜制）35g，羌活 25g，川贝母 50g，当归（酒制）75g，黄芪 40g，白芍（酒制）60g，枳壳（麸炒）30g。

【制法】以上十二味，粉碎成细粉，过筛，混匀，即得。

【功能与主治】安胎，养血。用于内挫伤胎，习惯性小产、难产。

【用法与用量】鲜姜汤送服。一次 1 包，一日 1～2 次。

【注意】忌食鱼类，产妇忌服。

【规格】每包重 5g。

补血调经片

【处方】鸡血藤 300g，阿胶（海蛤粉炒）18g，岗稔子 300g，肉桂 15g，党参 90g，艾叶（炒）150g，益母草（干制）210g，金樱子 300g，五指毛桃 150g，香附（醋制）300g，豆豉姜 300g，高良姜 210g，苍术 72g，千斤拔 300g，桑寄生 300g，白背叶 150g，荠菜 120g，炙甘草 30g。

【制法】以上十八味，将阿胶加热溶化，肉桂粉碎成细粉，过筛，其余鸡血藤等十六味加水煎煮两次，合并煎液，滤过，静置沉淀，取上清液，浓缩成稠膏，趁热加入阿胶，搅匀，再与肉桂粉末混匀，干燥，粉碎成细粉，混匀，制成颗粒，低温干燥，压制成 1 000 片，包糖衣，即得。

【功能与主治】补血理气，调经。用于妇女贫血，面色萎黄，赤白带下，经痛，经漏，闭经等症。

【用法与用量】口服。一次 3 片，一日 2～3 次。

肠胃散

【处方】肉桂叶 516g，吴茱萸 322g，艾叶 322g，砂仁 194g，丁香 194g，陈皮 258g，茯苓 194g，岗松 333g，大叶桉叶 333g。

【制法】以上九味，取岗松、大叶桉叶粉碎成中粉，用水蒸气蒸馏法提取挥发油备用。其余肉桂叶等七味粉碎成中粉，过 4 号筛，喷洒上述挥发油，混匀，闷润，分装，即得。

【功能与主治】温中散寒，燥湿止泻。用于寒湿泄泻，大便次数增多，粪质稀薄，腹痛肠鸣，舌苔薄白或白腻。

【用法与用量】外用。一次 1 袋，一日 1 次。贴肚脐处。

【注意】用药期间忌食生冷食物。

【规格】每袋装 2g。

川郁风寒熨剂

【处方】药袋：独活 710g，苍术 570g，郁金 430g，细辛 285g，川芎 430g，川乌 430g，白芥子 285g，乳香 145g，红花 285g，薄荷 285g，樟脑 145g，艾叶 285g，松节 430g，香加皮 285g；产热袋：铁粉 32kg，活性炭 3.2kg，木粉 2.0kg。

【制法】药袋：以上十四味药材，粉碎成粗粉，过筛，混匀，分装，即得；产热袋：铁粉、活性炭、木粉，粉碎成细粉，混匀，加入 7% 氯化钠溶液 7.5L，搅拌均匀，分装，即得。将药袋与产热袋覆合成对，将胶黏面与发热剂袋紧紧贴合，为敷袋。加外包装，密封，即得。

【功能与主治】祛风散寒，活血止痛。用于风寒湿引起的腰腿痛，慢性软组织损伤。

【用法用量】外熨。一次 1 袋，一日 1 次；拆去外包装，取出内袋，轻轻揉搓 10 分钟左右，发热后装入小布袋，敷于患处，使用中变硬或温度下降时，可不时揉搓药袋，使温度回升。

【禁忌】孕妇忌用。

【注意】①使用时不可直接接触皮肤，过热时，可用毛巾包裹，以防烫伤；②红肿部位和破损、溃烂之处禁用。

【规格】药袋每袋装5g。

重楼解毒酊

【处方】重楼250g，草乌80g，艾叶70g，石菖蒲50g，大蒜20g，天然冰片20g。

【制法】以上六味药材，大蒜去皮，捣碎成泥；重楼、草乌、石菖蒲、艾叶粉碎成最粗粉，加二倍量稀乙醇，浸渍10天，取上清液，药渣滤过，滤液与上清液合并，加入天然冰片，搅拌使溶解，加水和乙醇使含醇量为45% ~ 55%，并至规定量，搅匀，静置3天，滤过，即得。

【功能与主治】清热解毒，散瘀止痛。用于肝经火毒所致的带状疱疹，皮肤瘙痒，虫咬皮炎，流行性腮腺炎。

【用法用量】外用，涂抹患处。每日3~4次。

【注意】外用药、忌内服，久置有少量沉淀，摇匀后使用。在治疗流行性腮腺炎期间，患者应忌冷、酸、腥、辣食物。

【规格】每瓶装：（1）15mL；（2）30mL。

醋制香附丸

【处方】香附（醋制）280g，益母草10g，当归20g，熟地黄20g，白芍15g，柴胡15g，川芎10g，延胡索（醋制）10g，乌药10g，红花9g，干漆炭10g，三棱（醋制）10g，莪术（醋制）10g，艾叶炭10g，牡丹皮5g，丹参5g，乌梅5g。

【制法】以上十七味，粉碎成细粉，过筛，混匀，每100g粉末加炼蜜130~150g制成大蜜丸，即得。

【功能与主治】用于气滞血瘀，症瘕积聚，行经腹痛，月经不调。

【用法与用量】口服。一次1丸，一日2次。

【注意】孕妇忌服。

【规格】每丸重9g。

定坤丸

【处方】西洋参 60g，白术 18g，茯苓 30g，熟地黄 30g，当归 24g，白芍 18g，川芎 18g，黄芪 24g，阿胶 18g，五味子（醋制）18g，鹿茸（去毛）30g，肉桂 12g，艾叶炭 60g，杜仲（炒炭）24g，续断 18g，佛手 12g，陈皮 18g，厚朴（姜制）6g，柴胡 18g，香附（醋制）12g，延胡索（醋制）18g，牡丹皮 18g，琥珀 12g，龟板（沙烫醋淬）18g，地黄 30g，麦冬 18g，黄芩 18g。

【制法】以上二十七味，粉碎成细粉，过筛，混匀，每 100g 粉末加炼蜜 130～150g，制成大蜜丸或小蜜丸，即得。

【功能与主治】补气养血，舒郁调经，用于冲任虚损，气血两亏，身体瘦弱，月经不调，经期紊乱，行经腹痛，崩漏不止，腰酸腿软。

【用法与用量】口服。小蜜丸一次 40 丸，大蜜丸一次 1 丸，一日 2 次。

【注意】孕妇忌服。

【规格】（1）小蜜丸每 100 丸重 30g；（2）大蜜丸每丸重 12g。

二十七味定坤丸

【处方】西洋参 60g，白术 18g，茯苓 30g，熟地黄 30g，当归 24g，白芍 18g，川芎 18g，黄芪 24g，阿胶 18g，五味子（醋制）18g，鹿茸（去毛）30g，肉桂 12g，艾叶炭 60g，杜仲（炒炭）24g，续断 18g，佛手 12g，陈皮 18g，厚朴（姜制）6g，柴胡 18g，香附（醋制）12g，延胡索（醋制）18g，牡丹皮 18g，琥珀 12g，龟甲（醋制）18g，地黄 30g，麦冬 18g，黄芩 18g。

【制法】以上二十味，粉碎成细粉，过筛，混匀。每 100g 粉末加炼蜜 100～130g 制成小蜜丸或大蜜丸，即得。

【功能与主治】补气养血，舒郁调经，用于冲任虚损，气血两亏，身体瘦弱，月经不调，经期紊乱，行经腹痛，崩漏不止，腰酸腿软。

【用法与用量】口服。小蜜丸一次 40 丸，大蜜丸一次 1 丸，一日 2 次。

【注意】孕妇忌服。

【规格】（1）小蜜丸每 100 丸重 30g；（2）大蜜丸每丸重 12g。

复方重楼酊

【处方】重楼 250g，草乌 80g，艾叶 50g，蒲公英 50g，当归 20g，红花 20g，大蒜 20g，天然冰片 20g。

【制法】以上八味，大蒜去皮，捣碎成泥，重楼、草乌、艾叶、蒲公英、当归分别粉碎成最粗粉，与红花混匀，加 40% 乙醇浸渍 12 天，滤过，滤液加入天然冰片，搅拌使溶解，加水和乙醇调整使含醇量为 35%～45%，并调整至规定量，搅匀，静置 3 天，滤过，灌装，即得。

【功能与主治】清热解毒，消肿止痛。用于温疫时毒，痄腮肿痛，肝胃热盛，乳痈肿痛，腮腺炎，乳腺炎属上述证候者。

【用法与用量】外用，涂抹患处。一次 3～4mL，一日 4～5 次。或遵医嘱。治疗乳腺炎和乳腺小叶增生，宜将乳房肿痛处热敷后用药。有积乳者应先将瘀滞乳汁排出后热敷用药。

【注意】①本品系外用药，不可内服；②患者在治疗乳腺疾病期间若需哺乳，应先将乳头及乳房周围用温水洗净药液后，方可哺乳；③在治疗流行性腮腺炎和扁桃体炎期间，患者应忌冷、酸、腥、辣食物。

【规格】每瓶装 30mL。

复方热敷散

【处方】川芎 100g，红花 50g，陈皮 100g，柴胡 100g，乌药 100g，独活 100g，干姜 50g，艾叶 150g，侧柏叶 100g，铁粉 3 800g。

【制法】以上十味，除铁粉外，其余川芎等九味分别粉碎成中粉；铁粉加入盐酸（加一半量水）20mL、醋酸（加 4/5 量水）55mL 和适量水，搅匀，放置 15 分钟后，与铁粉及活性炭 200g、纤维素 1 300g 混合，再加等量的水，搅匀，过筛，即得。

【功能与主治】祛风散寒，温筋通脉，活血化瘀，活络消肿；消炎、止痛。用于骨关节、韧带等软组织的挫伤、损伤和扭伤，骨退行性病变引起的疼痛、水肿和炎症，如关节炎、颈椎病、肩周炎、腰肌劳损、坐骨神经痛等，也可用于胃寒腹痛、妇女痛经及高寒、地下作业者的劳动保护。

【用法与用量】外用。拆去外包装，将内袋物搓揉均匀，开始发热后，放在疼痛处熨敷（过热时可另垫衬布），根据病痛随时可使用，一次1袋或数袋，或遵医嘱。

【注意】孕妇忌用；皮肤破损、溃烂处忌用。

【规格】每袋装75g。

复方芙蓉泡腾栓

【处方】苦参，蛇床子，黄檗，木芙蓉叶，艾叶，白矾。

【功能与主治】清热燥湿，杀虫止痒。用于湿热型阴痒（包括滴虫性、霉菌性阴道炎）。症见：阴部潮红、肿胀，甚则痒痛；带下量多，色黄如脓，或呈泡沫米泔样或豆腐渣样，其气腥臭，舌红，苔黄腻，脉濡数。

【用法与用量】置阴道内，1次1粒，每晚1次，7天为一疗程，睡前放入。放入前用温水擦洗外阴部，并湿润泡腾栓。

【注意】月经期、孕期禁用。用药期间请注意血象检查。个别病人用药后有轻度头晕、恶心及局部灼痛。

【规格】每粒重2.2g。

妇科通经丸（保坤丹）

【处方】巴豆（制）80g，干漆炭160g，香附（醋炒）200g，红花225g，大黄（醋炒）160g，沉香163g，木香225g，莪术（醋煮）163g，三棱（醋炒）163g，郁金163g，黄芩163g，艾叶炭75g，鳖甲（醋制）163g，硇砂（醋制）100g，穿山甲（醋制）163g。

【制法】以上十五味，除巴豆外，其余香附等十四味粉碎成细粉，过筛，与巴豆细粉混匀。每100g粉末加黄蜡100g泛丸。每500g蜡丸用朱砂粉7.8g包衣，打光，即得。

【功能与主治】破瘀通经，软坚散结。用于气血瘀滞所致的闭经、痛经、症瘕，症见经水日久不行，小腹疼痛、拒按，腹有肿块，胸闷、喜叹息。

【用法与用量】每早空腹，用小米汤或黄酒送服。一次 3g，一日 1 次。

【注意】气血虚弱引起的经闭腹痛、便溏及孕妇忌服；服药期间，忌食生冷、辛辣食物及荞麦面等。

【规格】每 10 丸重 1g。

妇康宁片

【处方】白芍 200g，香附 30g，当归 25g，三七 20g，艾叶炭 4g，麦冬 50g，党参 30g，益母草 150g。

【制法】以上八味，取白芍 80g 及香附、当归、三七、艾叶粉碎成细粉，过筛，混匀。其余白芍 120g 及麦冬、党参、益母草加水煎煮两次，合并煎液，滤过，滤液浓缩成膏，加入上述粉末及辅料，混匀，用 70% 乙醇制粒，干燥，压制成 1 018 片，包糖衣，即得。

【功能与主治】调经养血，理气止痛。用于气血两亏、经期腹痛。

【用法与用量】口服。一次 8 片，一日 2～3 次或经前 4～5 天服用。

【注意】孕妇忌服。

【规格】片心重 0.25g。

妇康宝煎膏

【处方】熟地黄 115g，川芎 46g，白芍 92g，艾叶 46g，当归 69g，甘草 46g，阿胶 69g，蔗糖 269g，红糖 269g，米酒 45g。

【制法】取当归、艾叶、川芎提取挥发油，药渣与白芍、熟地黄、甘草加水煎煮三次，第一次 3 小时，第二次、第三次各 2 小时，合并煎液，静置 24 小时，滤过，滤液浓缩至相对密度为 1.05～1.10（50℃）的清膏。另取蔗糖、红糖制成糖浆，阿胶加水加热溶化，分别加入上述清膏中，加热搅匀，继续浓缩至相对密度为 1.28～1.29（50℃）的清膏，放冷，加入上述挥发油及米酒，加水至规定量，混匀，即得。

【功能与主治】补血调经，止血安胎。用于失血过多，面色萎黄，月经不调，小腹冷痛，胎漏胎动，痔漏下血。

【用法与用量】口服。一次 15～20g，一日 2 次；胎动胎漏者加倍或遵医嘱。

【注意】舌淡肢冷或舌红烦渴者忌用。

【规格】每瓶装 250g。

妇康宝颗粒

【处方】熟地黄 115g，川芎 46g，白芍 92g，艾叶 46g，当归 69g，甘草 46g，阿胶 69g。

【功能与主治】补血调经，止血安胎。用于失血过多，面色萎黄，月经不调，小腹冷痛，胎漏胎动，痔漏下血。

【用法与用量】口服。1 次 1 袋，一日 2 次；胎动胎漏者加倍或遵医嘱。

【注意】舌淡肢冷或舌红烦渴者忌用。

【规格】每袋装 10g。

妇康宝口服液

【处方】熟地黄 173g，川芎 69g，白芍 139g，艾叶 69g，当归 104g，甘草 69g，阿胶 104g。

【制法】以上七味，当归、艾叶、川芎提取挥发油，药渣与白芍、熟地黄、甘草加水煎煮两次，第一次 3 小时，第二次 2 小时，合并煎液，静置 18～24 小时，滤过，滤液浓缩至适量；另取红糖 404g 制成糖浆，阿胶加水加热溶化，分别加入上述溶液中，加热搅拌，放冷，加入上述挥发油与水适量，制成 1 000mL，混匀，灌装，即得。

【功能与主治】补血调经，止血安胎。用于失血过多，面色萎黄，月经不调，小腹冷痛，胎漏胎动，痔漏下血。

【用法与用量】口服。一次 10mL，一日 2 次，胎动胎漏者加倍或遵医嘱。

【注意】舌淡肢冷或舌红烦渴者忌用。

【规格】每支 10mL。

妇科养荣胶囊

【处方】当归 0.34g，白术 0.34g，熟地黄 0.34g，川芎 0.26g，白芍（酒炒）0.26g，香附（醋制）0.26g，益母草 0.26g，黄芪 0.17g，杜仲 0.17g，艾叶（炒制）0.17g，麦冬 85mg，阿胶 85mg，甘草 85mg，陈皮 85mg，茯苓 85mg，砂仁 17mg（每 8 丸含药量）。

【功能与主治】补气养血。用于妇女体弱血虚，月经不调，经期腹痛。

【用法与用量】口服。1 次 4 粒，一日 3 次。

【规格】每粒装 0.35g。

妇科万应膏

【处方】苏木 9g，川芎 18g，青皮 9g，白薇 18g，干姜 9g，石楠藤 18g，葫芦巴（炒）9g，泽兰 21g，小茴香 9g，芜蔚子 21g，九香虫 9g，艾叶 24g，白芷 9g，拳参 27g，红花 9g，当归 36g，桉油 20mg。

【制法】以上十七味，除桉油外，其余苏木、川芎等十六味，用 75% ~ 80% 乙醇加热回流提取两次，提取液浓缩至相对密度 1.24 ~ 1.34 的浸膏，备用；另将生橡胶、氧化锌、松香用汽油浸泡，搅拌制成基质，依次加入浓缩浸膏、桉油，制成涂料。进行涂膏、切段、盖衬、切成小块，即得。

【功能与主治】温经散寒，活血化瘀，理气止痛。用于宫寒血滞引起的月经不调，经期腹痛，腹冷经闭，腰痛带下等。

【用法与用量】外用，穴位贴敷。贴于关元、气海、肾俞、八髎等强壮穴位，一天更换一次，连续用药 2 ~ 3 周，痛经患者可在经前一周即开始使用（经期可连续使用）。

【注意】孕妇禁用。

【规格】7cm×10cm。

妇科养荣丸（浓缩丸）

【处方】当归200g，白术200g，熟地黄200g，川芎150g，白芍（酒炒）150g，香附（醋制）150g，益母草150g，黄芪100g，杜仲100g，艾叶（炒）100g，麦冬50g，阿胶50g，甘草50g，陈皮50g，茯苓50g，砂仁10g。

【制法】以上十六味，取白术、熟地黄、川芎、白芍、益母草、黄芪、香附、杜仲、艾叶、甘草粉碎成粗粉或切片，加水煎煮，浓缩成相对密度1.30～1.35（20℃）稠膏；阿胶加少量水烊化，加入上述稠膏内混匀，取当归、陈皮、麦冬、茯苓、砂仁制成细粉，将膏、粉混匀，制丸，烘干，打光，即得。

【功能与主治】补养气血，疏肝解郁，祛瘀调经。用于气血不足，肝郁不舒，月经不调，头晕目眩，血漏血崩，贫血身弱及不孕症。

【用法与用量】口服。一次8丸，一日3次。

【规格】每8丸相当于原生药3g。

妇科白凤口服液

【处方】乌鸡1 088g，艾叶188g，牛膝（盐制）98g，柴胡98g，干姜45g，白芍（酒炒）98g，牡丹皮98g，香附750g，延胡索（醋制）45g，知母98g，茯苓120g，黄连（酒制）45g，秦艽68g，当归98g，黄芪（炙）98g，青蒿188g，地黄98g，熟地黄188g，川贝母98g，地青皮45g。

【制法】以上二十味，乌鸡切块后加水，加压煎煮三次，每次1小时，合并煎煮液，静置，除去上层脂肪油，取上清液，浓缩至适量，加入适量防腐剂，备用；香附等十九味加水煎煮两次，每次2小时，合并煎液，滤过，滤液浓缩至适量，加入等量乙醇，搅匀，静置过夜，取上清液，回收乙醇后备用；另取蔗糖3kg、蜂蜜1kg，加适量水，煮沸使溶解，加入上述药液及乌鸡提取液，混匀，加适量防腐剂，搅匀，滤过，加水使成10 000mL，分装，即得。

【功能与主治】补气养血。用于妇女体弱血虚，月经不调，经期腹痛。

【用法与用量】口服。一次 10mL，一日 2 次。

【注意】感冒发热者勿服。

【规格】每瓶装 10mL。

妇科白凤片

【处方】乌鸡（去毛、爪、肠）145g，艾叶 25g，牛膝（盐制）13g，柴胡 13g，干姜 6g，白芍（酒炒）13g，牡丹皮 13g，香附 100g，延胡索（醋制）6g，知母 13g，茯苓 16g，黄连（酒制）6g，秦艽 9g，当归 13g，黄芪（蜜制）13g，青蒿 25g，地黄 13g，熟地黄 25g，川贝母 13g，地骨皮 6g。

【制法】以上二十味，乌鸡、艾叶、牛膝、干姜、白芍、牡丹皮、延胡索、黄连、黄芪、川贝母等十味粉碎成粗粉，拌入白酒润匀，蒸透，烘干，再与青蒿混合，粉碎成细粉；其余柴胡等九味加水煎煮两次，合并煎液，滤过，滤液浓缩成稠膏，加入乌鸡等十一味药的细粉及辅料适量，拌匀，制成颗粒，干燥，压制成 1 000 片，包糖衣，即得。

【功能与主治】补气养血。用于妇女体弱血虚，月经不调，经期腹痛。

【用法与用量】口服。一次 5 片，一日 3 次。

妇科金丹

【处方】延胡索（醋制）40g，黄芪 40g，赤石脂（煅）40g，人参 40g，阿胶 40g，白薇 40g，白芍 40g，甘草 40g，茯苓 40g，没药（制）40g，当归 40g，鹿角 40g，黄檗 40g，松香（制）20g，杜仲（盐制）20g，益母草浸膏 20g，鸡冠花 20g，补骨脂（盐制）10g，乳香（制）10g，锁阳 10g，菟丝子 10g，小茴香（盐制）5g，血余炭 5g，艾叶炭 5g，益母草 150g，陈皮 60g，牡丹皮 40g，山药 40g，川芎 40g，熟地黄 40g，白芷 40g，白术（麸炒）40g，藁本 40g，黄芩 40g，砂仁 40g，红花 10g，木香 10g，续断 10g，青蒿 10g，肉桂 10g，紫苏叶 10g。

【制法】以上四十一味，将延胡索、黄芪、赤石脂、人参、阿胶、白薇、白芍、甘草、茯苓、没药、当归、鹿角、黄檗、松香、杜仲、益母草浸膏、鸡冠花、补骨脂、乳香、锁阳、菟丝子、小茴香、血余炭、艾叶炭置罐中，加入黄酒1 000g，加盖密闭，放高压罐内加热或隔水加热炖至黄酒基本蒸尽。其余益母草等十七味粉碎成粗粉，与上述蒸制的延胡索等拌匀，干燥，粉碎成细粉，过筛，混匀。每100g粉末加炼蜜110～130g，制成大蜜丸，即得。

【功能与主治】用于腰酸背痛，肚腹疼痛，饮食不化，呕逆恶心，自汗盗汗。

【用法与用量】口服。一次1丸，一日2次。

【规格】每丸重9g。

妇宝金丸（妇宝金丹）

【处方】当归40g，川芎16g，白芍40g，地黄16g，熟地黄16g，益母草16g，黄芪（蜜制）16g，党参48g，白术（麸炒）40g，苍术12g，茯苓16g，阿胶（蛤粉烫）24g，何首乌（黑豆酒制）16g，补骨脂（盐制）16g，桂枝4g，益智仁（盐制）16g，吴茱萸（甘草制）20g，赤石脂（煅醋淬）10g，杜仲炭24g，海螵蛸16g，牡蛎（煅）8g，蛇床子24g，枯矾16g，椿皮（麸炒）16g，木爪16g，威灵仙16g，秦艽22g，羌活8g，独活8g，白芷8g，藁本20g，续断16g，川牛膝8g，柴胡40g，延胡索（醋制）16g，郁金16g，香附（醋制）32g，牡丹皮8g，豆蔻仁1.6g，砂仁1.6g，化橘红8g，青皮（醋制）12g，法半夏12g，艾叶炭16g，石菖蒲72g，远志（去芯，甘草制）12g，酸枣仁（炒）16g，使君子16g，胡黄连8g，黄连8g，黄芩12g，莲子（去心）160g，甘草8g。

【制法】以上五十三味，粉碎成细粉，过筛，混匀。每100g粉末加炼蜜50g与适量的水，泛丸，干燥，制成水蜜丸；或加炼蜜140～160g制成大蜜丸，即得。

【功能与主治】养血调经，舒郁化滞。用于气虚血寒、肝郁不舒引起的经期不准，行经腹痛，赤白带下，两胁胀痛，倦怠食少。

【用法与用量】口服。水蜜丸，一次6～7g；大蜜丸，一次1丸，一日2次。

【注意】孕妇忌服。忌气恼忧思，生冷食物。风寒感冒期间忌服。

【规格】大蜜丸每丸重9g。

111

妇舒丸

【处方】当归40g，川芎40g，党参40g，白术（麸炒）40g，熟地黄40g，香附（盐醋制）40g，白芍40g，黄芩（酒制）10g，茯苓40g，牡丹皮40g，陈皮10g，白薇40g，甘草20g，续断（酒制）20g，杜仲（盐制）40g，菟丝子（盐制）40g，桑寄生40g，砂仁（盐制）10g，延胡索（醋制）40g，肉桂40g，阿胶（蛤粉烫）40g，荆芥（醋制）20g，艾叶（醋制）20g。

【制法】以上二十三味，粉碎成细粉，过筛，混匀。每100g粉末加炼蜜30~45g与适量的水，泛丸，干燥；或加炼蜜110~120g制成大蜜丸，即得。

【功能与主治】补气养血，调经止带。用于气血凝滞，子宫寒冷，月经不调，痛经，红崩白带，经期缠绵，小腹下坠，不思饮食。

【用法与用量】口服。水蜜丸一次6g；大蜜丸一次1丸，一日2~3次。

【规格】大蜜丸每丸重9g。

甘露膏

【处方】当归60g，益母草48g，川芎48g，丹参48g，白芍48g，香附48g，泽兰48g，附子24g，茴香24g，红花24g，吴茱萸24g，延胡索18g，艾叶18g，乌药18g，莪术18g，三棱18g，牛膝12g，木香18g，胡椒50g，肉桂30g，没药30g，甘草13g。

【制法】以上二十二味，除胡椒、肉桂、没药、木香、甘草粉碎成细粉，过筛，混匀；其余当归等十七味，酌予碎断，与植物油4 800g同置锅内炸枯，去渣，滤过。油炼至滴水成珠，另取红丹800g，加入油内，搅匀，收膏，将膏浸于水中，备用。取膏用文火熔化，加入上述粉末搅匀，分摊于布或纸上，即得。

【功能与主治】温经止带，暖子宫，调经血，用于妇女经期不准，行经腹痛，血寒白带，产后经血诸病。

【用法与用量】温热软化贴于腹部或贴脐上。

【注意】孕妇忌贴。

【规格】每张净重20g。

更年舒片

【处方】 熟地黄 200g，龟甲（炒）200g，山药 333g，鹿角霜 200g，五味子 133g，牡丹皮 133g，益母草（四制）333g，艾叶（四制）133g，泽泻 133g，阿胶 67g，茯苓 230g，砂仁 230g，淫羊藿 200g，谷维素 2g，当归 200g，维生素 B6 0.7g。

【制法】 以上十六味，除阿胶、谷维素、维生素 B6 外，取砂仁、茯苓 46g，混合，粉碎成细粉；当归、牡丹皮、五味子粉碎成粗粉，照流浸膏剂与浸膏剂项下的渗漉法，用 75% 乙醇作溶剂，缓缓渗漉至漉液无色或微黄色为止，漉液回收乙醇至稠膏状；剩余的茯苓与其余益母草等八味，加水煎煮两次，第一次 2 小时，第二次 1.5 小时，滤过，合并滤液，加入阿胶，搅拌使溶解，在 60℃以下浓缩至稠膏状；将砂仁与茯苓的混合细粉、谷维素、维生素 B6 加入上述稠膏中，混匀，制成颗粒，压制成 1 000 片，包糖衣，即得。

【功能与主治】 滋补肝肾，养阴补血，化瘀调经，调气温肾，营养神经，调节代谢功能。适用于更年期障碍引起的月经不调、头昏、心悸、失眠等。

【用法与用量】 口服。一次 5 片，一日 3 次。

【注意】 慢性咽喉炎及感冒发热患者不宜服用。

注：①艾叶（四制）：取净艾叶 100kg，加 2kg 盐、10kg 醋、10kg 酒、姜汁（10kg 生姜榨汁）的混合液，拌匀，待吸尽后，蒸 2 小时，取出，晒干。②益母草（四制）：取净益母草 100kg，加 2kg 盐、10kg 酒、10kg 醋、姜汁（10kg 生姜榨汁）的混合液，拌匀，待吸尽后蒸 2 小时，取出，晒干。

化症回生片

【处方】 益母草 112g，红花 14g，花椒（炭制）14g，水蛭（烫制）14g，当归 28g，苏木 14g，三棱（醋制）14g，两头尖 14g，川芎 14g，降香 14g，香附（醋制）14g，人参 42g，高良姜 14g，姜黄 84g，没药（醋制）14g，苦杏仁（炒）21g，大黄 56g，人工麝香 14g，小茴香（盐炒）21g，桃仁 21g，五灵脂（醋制）14g，虻虫 14g，鳖甲胶 112g，丁香 21g，延胡索（醋制）14g，白芍

28g，蒲黄炭 14g，乳香（醋制）14g，干漆（煅）14g，吴茱萸（甘草水制）14g，阿魏 14g，肉桂 14g，艾炭（醋制）14g，熟地黄 28g，紫苏子 14g。

【制法】以上三十五味，除人工麝香、阿魏、熟地黄、益母草、鳖甲胶外，其余三十味混匀，取出 430g，粉碎成细粉，剩余部分和益母草用水煎煮两次，滤过，合并滤液，加入鳖甲胶，溶化后浓缩成稠膏。阿魏用水加热溶化，熟地黄水煎取汁，分别滤过，合并滤液，浓缩成稠膏。两膏合并，加入细粉拌匀，干燥，研细，用乙醇制粒，干燥，再加入研细的人工麝香混匀，压制成 1 000 片，即得。

【功能与主治】消症化瘀。用于瘀血内阻所致的症积、妇女干血痨、产后血瘀、少腹疼痛、拒按。

【用法与用量】饭前温酒送服。一次 5～6 片，一日 2 次。

【注意】孕妇禁用。

康肾颗粒

【处方】连钱草 500g，忍冬藤 434g，石韦 467g，白茅根 400g，石菖蒲 67g，葛根 300g，茜草 133g，艾叶 67g，生姜 233g，陈皮 250g，水蜈蚣 267g，老鹳草 217g，蔗糖 250g，糊精 333.3g 或糊精（无蔗糖）583.3g。

【制法】以上十二味药材，加水煎煮两次，每次 2 小时，合并煎液，滤过，滤液静置 1 小时，取上清液，减压浓缩至相对密度为 1.18～1.22（70℃）的清膏，喷雾干燥，制成干浸膏粉。取干浸膏粉，加入蔗糖、糊精，混匀，制成颗粒，干燥，即得；或取干浸膏粉，加入糊精（无蔗糖），混匀，制成颗粒，干燥，即得。

【功能与主治】补脾益肾，化湿降浊。用于脾肾两虚所致的水肿，头痛而晕，恶心呕吐，畏寒肢倦，轻度尿毒症见上述证候者。

【用法与用量】口服。一次 12g，一日 3 次；30 天为一疗程；或遵医嘱。

【注意】①高营养低蛋白、低磷饮食，低食盐，忌酸冷；②防止感染，注意休息；③糖尿病、肾病患者请服用无糖型。

【规格】每袋装 12g。

加味生化颗粒

【处方】当归266g，桃仁266g，益母草226g，赤芍200g，艾叶200g，川芎200g，炙甘草200g，炮姜200g，荆芥200g，阿胶34g。

【制法】以上十味，除阿胶外，其余当归等九味加水煎煮，每次2小时，合并煎液，滤过，滤液减压浓缩至适量，静置24小时。取上清液，备用；另取阿胶加适量水加热溶化后，加入上述备用液中，继续浓缩至相对密度约1.20的清膏，加入适量蔗糖和糊精，混匀，制成颗粒，干燥，制成1000g，即得。

【功能与主治】活血化瘀，温经止痛。用于瘀血不尽，冲任不固所致的产后恶露不绝，症见恶露不止、色紫暗或有血块、小腹冷痛。

【用法与用量】开水冲服。一次1袋，一日3次。

【规格】每袋装15g。

健神片

【处方】墨旱莲72g，鸡血藤108g，金樱子72g，艾叶72g，桑椹54g，菟丝子36g，仙鹤草72g，牡蛎（煅）108g，狗脊（砂烫制）54g，女贞子（酒制）108g，甘草18g，合欢皮36g，首乌藤54g，五味子（醋制）54g。

【制法】以上十四味，女贞子、五味子、狗脊、牡蛎粉碎成细粉，过筛，混匀；其余墨旱莲等十味加水煎煮两次，第一次5小时，第二次3小时，合并煎液，滤过，滤液浓缩至相对密度为1.31（热测）的清膏，与上述细粉混匀，制成颗粒，低温干燥，压制成1000片，包糖衣，即得。

【功能与主治】固肾涩精。用于带下遗精，四肢酸软。

【用法与用量】口服，一次3~4片，一日3次。

健身安胎丸

【处方】香附（四制）476g，白术120g，陈皮（蒸）120g，当归（酒制）298g，枳壳90g，党参298g，荆芥90g，白芍（酒制）238g，厚朴（姜制）

90g，菟丝子（盐制）238g，黄芪（蜜制）180g，羌活60g，艾叶（四制）150g，甘草120g，川贝母60g，川芎（制）180g，砂仁60g。

【制法】以上十七味，粉碎成细粉，过筛，混匀。每100g粉末加炼蜜100～110g制成大蜜丸，即得。

【功能与主治】健脾补肾，理气安胎。用于妇女妊娠胎动不安，亦可用于虚寒性胃痛，腰腿痛。

【用法与用量】口服。一次2～4丸，一日3次。

【注意】感冒发热者忌服。

【规格】每丸重6g。

洁尔阴泡腾片

【处方】蛇床子，艾叶，独活，石菖蒲，苍术（麸炒），薄荷，黄檗，黄芩，苦参，地肤子，茵陈，土荆皮，栀子。

【功能与主治】清热燥湿，杀虫止痒。用于妇女湿热带下，症见阴部瘙痒红肿，带下量多、色黄或如豆渣状，口苦口干，尿黄便结；霉菌性、滴虫性及非特异性阴道炎见上述证候者。

【用法与用量】外用，置阴道深部。每晚1片，或早晚各1片，或遵医嘱，7日为一疗程。

【规格】每片重0.3g。

洁尔阴洗液

【处方】蛇床子，艾叶，独活，石菖蒲，苍术（麸炒），薄荷，黄檗，黄芩，苦参，地肤子，茵陈，土荆皮，栀子，金银花。

【功能与主治】清热燥湿，杀虫止痒。用于妇女湿热带下，症见阴部瘙痒红肿，带下量多、色黄或如豆渣状，口苦口干，尿黄便结；霉菌性、滴虫性及非特异性阴道炎见上述证候者。

【用法与用量】外阴、阴道炎：用10%浓度洗液（即取本品10mL加温开水至100mL混匀），擦洗外阴，用冲洗器将10%的洁尔阴洗液送至阴道深部冲洗阴道，一日 1 次，七天为一疗程。

【注意事项】本品系外用药。

【规格】每瓶（1）60mL；（2）120mL；（3）220mL。

九制香附丸

本品为香附制成的水丸。

【处方】生姜 80g，莱菔子（炒）20g、艾叶 20g、丹参 20g、益智仁 20g、小茴香（炒）20g，香附 800g，六神曲 80g，白酒 40g，粉醋 80g，食盐 10g。

【制法】取生姜 80g，莱菔子（炒）20g、艾叶 20g、丹参 20g、益智仁 20g、食盐 10g、小茴香（炒）20g 加水煎煮两次，合并煎液，滤过，滤液浓缩至适量，加入香附 800g 浸制，至浸透吸尽，取出烘干，粉碎成细粉，过筛，再取六神曲 80g 煎水，加白酒 40g、粉醋 80g 泛丸，干燥，约得 720g，即得。

【功能与主治】理血调经，行气止痛。用于月经不调，经闭带下，胸闷胀痛，小腹疼痛。

【用法与用量】口服，一次 9g，一日 2 次。

抗妇炎胶囊

【处方】苦参 250g，杠板归 250g，黄檗 150g，连翘 50g，益母草 30g，赤豆 30g，艾叶 30g，当归 30g，乌药 30g。

【制法】以上九味，取苦参 160g、黄檗 90g、赤豆 15g、连翘 15g，粉碎成细粉，过筛，备用。剩余苦参、黄檗、赤豆、连翘与其余益母草等五味，加水煎煮两次，第一次 2 小时，第二次 1 小时，合并煎液，滤过，滤液浓缩至相对密度为 1.31～1.35（60℃～80℃）的稠膏，加入上述细粉，混匀，干燥，粉碎成细粉，装入胶囊，即得。

【功能与主治】活血化瘀，清热燥湿。用于湿热下注型盆腔炎、阴道炎、慢性宫颈炎，症见赤白带下、阴痒、出血、痛经等症。

【用法与用量】口服。一次 4 粒，一日 3 次。

【注意】孕妇忌服。

【规格】每粒装 0.35g。

理气舒心片

【处方】当归 66.6g，沉香 13.3g，茯苓 66.6g，木香 13.3g，香附（醋制）66.6g，姜黄 13.3g，莪术（醋制）66.6g，蒲黄 20g，佛手 80g，五灵脂 20g，陈皮 80g，枳实（炒）60g，青皮（醋制）80g，枳壳（炒）60g，麦芽（炒）93g，香橼 120g，三棱（醋制）33.4g，丹参 26.6g。

【制法】以上十八味，沉香、木香、蒲黄、五灵脂、莪术、姜黄、三棱 6.6g、青皮 13.4g 粉碎成细粉；剩余的三棱、青皮和其余当归等，加水煎煮三次（同收集挥发油），第一次 3 小时，第二次 2 小时，第三次 1 小时，合并煎液，滤过，滤液浓缩成稠膏。加入上述粉末及辅料适量，混合，制成颗粒，喷入三棱等挥发油，混匀，压制 1 000 片，包糖衣，即得。

【功能与主治】补气血，滋肝肾。用于妇女血亏，消化不良，月经不调、赤白带下，小腹冷痛，气血衰弱，久不受孕。

【用法与用量】口服。一次 6 片，一日 3 次；或遵医嘱。

【注意】孕妇或体弱者忌服。

毛鸡补血酒

【处方】红毛鸡 28g，熟地黄 36g，当归 28g，白芍 28g，何首乌（蒸）18g，黑豆（炒）46g，党参（蜜制）28g，甘草（蜜制）10g，白术 28g，黄芪（蜜制）18g，续断 18g，菟丝子（盐制）18g，红花 10g，川草 36g，益母草（醋制）18g，丹参 10g，乳香（炮）10g，没药（炮）10g，牡丹皮 10g，五灵脂 18g，延胡索（醋制）18g，艾叶（醋制）10g，砂仁 10g，木香 18g，香附（醋制）18g。

【制法】以上二十五味，加入 45°白酒 4 680mL，密闭浸泡，搅拌，45 ~ 50 天后取出浸泡液，加入适量甜味剂，搅匀，静置，滤过，即得。

【功能与主治】补血去瘀。用于产后血虚，腰痛，四肢酸软，月经前后腹痛。

【用法与用量】口服。一次 10～20mL，一日 3 次。

闽东建曲

【处方】山姜子 5 357g，高良姜 5 357g，丁香 17 860g，荆芥 17 860g，青蒿 5 357g，木香 1 786g，羌活 3 571g，佛手 3 571g，甘松 1 786g，白芷 5 357g，甘草 3 571g，艾叶 5 357g，紫苏 10 714g，草豆蔻（清炒）5 357g，吴茱萸（甘草汤泡）3 571g，稻芽（微炒）5 357g，麦芽（微炒）5 357g，半夏（煮）5 357g，苍术（麸炒）14 286g，徐长卿 5 357g，广藿香 5 357g，槟榔 8 571g，山奈 3 571g，香附（醋制）5 357g，枳实（麸炒）3 571g，厚朴（姜制）10 714g，山楂（清炒）10 714g，陈皮 14 286g，茯苓 14 286g，桔梗 3 571g，枳壳（麸炒）5 357g，白曲 28 571g，黄芩 5 357g，红曲 5 357g，防风 8 571g，辣蓼 7 143g。

【制法】以上三十六味，辣蓼煎汤，丁香、木香、山姜子、草豆蔻、吴茱萸、红曲、白曲粉碎成细粉，其余高良姜等二十八味粉碎成粗粉，加入面粉 714.29g，混匀，加入辣蓼汤，制成软材，发酵 4～6 天，压制成块，置 60℃～80℃干燥，刷去表面霉菌，即得。

【功能与主治】芳香化湿，疏风解表，消食开胃。用于伤风感冒，夏令中暑，怕冷发热，头痛身痛，呕吐腹泻，消化不良，胸闷腹胀。

【用法与用量】煎服。一次 15～30g，一日 2 次，儿童减半。

【注意】孕妇忌用。

【规格】每块重：（1）15g；（2）30g。

内补养荣丸

【处方】当归 300g，川芎 300g，黄芪（蜜制）60g，甘草 60g，香附（醋制）480g，熟地黄 480g，阿胶 120g，白术（麸炒）60g，砂仁 120g，益母草 300g，白芍 180g，艾叶炭 300g，茯苓 180g，陈皮 240g，杜仲炭 120g。

【制法】以上十五味，粉碎成细粉，过筛，混匀。每100g粉末加炼蜜120～130g制成大蜜丸，即得。

【功能与主治】补气养血。用于气血不足引起的月经不调，经血量少，经期腹痛，腰酸腿软，面色无华。

【用法与用量】口服。一次2丸，一日2次。

【规格】每丸重6g。

暖宫孕子丸

【处方】熟地黄240g，香附（醋制）120g，当归90g，川芎90g，白芍（酒炒）60g，阿胶60g，艾叶（炒）90g，杜仲（炒）120g，续断90g，黄芩60g。

【制法】以上十味，熟地黄、杜仲、香附、续断、艾叶、黄芩加水煎煮两次，第一次3小时，第二次2小时，合并煎液，滤过，滤液浓缩成稠膏；取阿胶加热烊化，加入上述稠膏中，混匀；取川芎、当归、白芍研成细粉过筛加入上述稠膏中，混匀，制丸，烘干，打光，即得。

【功能与主治】滋阴养血，温经散寒，行气止痛。用于血虚气滞，腰酸疼痛，经血不调，赤白带下，子宫寒冷，久不受孕等症。

【用法与用量】口服。一次8丸，一日3次。

【注意】孕妇忌服。

【规格】每8丸重相当于总药材3g。

女金丹丸

【处方】制黄芪28g，熟地黄28g，川芎21g，香附（醋制）42g，三七（熟）21g，白术28g，杜仲（盐制）21g，陈皮14g，砂仁14g，小茴香（盐制）7g，益母草28g，地榆28g，牛膝7g，荆芥（炒）21g，木香7g，白芍（酒制）28g，山药28g，党参28g，续断（酒制）21g，阿胶（烫珠）28g，当归42g，茯苓21g，桑寄生21g，麦冬14g，海螵蛸28g，益智仁（盐制）14g，朱砂4g，肉苁蓉21g，延胡索（醋制）7g，白薇7g，艾叶（醋制）42g，丁香4g，黄芩28g，酸枣仁（清炒）28g，炙甘草7g，肉桂14g，椿皮14g，炼蜜

267g，活性炭 28g。

【制法】 以上三十七味药材，粉碎成细粉，过筛，混匀，加炼蜜和适量的水，泛丸，用活性炭包衣，低温干燥，打光，即得。

【功能与主治】 补肾养血、调经止带，用于肾亏血虚引起的月经不调，带下量多，腰腿酸软，小腹疼痛。

【用法与用量】 口服。一次 5g，一日 2 次。

【禁忌】 肝肾功能不全、造血系统疾病者及孕妇、哺乳期妇女禁用；感冒忌用。

【注意】 ①本品含朱砂，不宜长期服用；本品为处方药，必须在医生指导下使用；②服用本品超过 1 周者，应检查血、尿中汞离子浓度，检查肝、肾功能，超过规定限度者立即停用。

【规格】 每 10 丸重 0.5g。

七制香附丸

【处方】 香附（醋制）550g，鲜牛乳 35g，地黄 20g，茯苓 20g，当归 20g，熟地黄 20g，川芎 20g，白术（麸炒）20g，白芍 20g，益母草 20g，艾叶炭 10g，黄芩 10g，山茱萸（酒制）10g，天冬 10g，阿胶 10g，酸枣仁（炒）10g，砂仁 7.5g，延胡索（醋制）7.5g，艾叶 5g，稻米 5g，小茴香（盐制）5g，人参 5g，甘草 5g，食盐 3.5g。

【制法】 以上二十四味，艾叶、稻米、小茴香加水煎煮两次，合并煎液，滤过，滤液浓缩至适量，与鲜牛乳混合，再将食盐加入溶化后，浸拌香附，微炒，其余地黄等十八味，与上述香附粉碎成细粉，过筛，混匀，每 100g 粉末用黄酒 50g 泛丸，干燥，即得。

【功能与主治】 开郁顺气，调经养血。用于气滞经闭，胸闷气郁，两胁胀痛，饮食减少，四肢无力，腹内作痛，湿寒白带。

【用法与用量】 口服。一次 6g，一日 2 次。

【规格】 每袋装 6g。

千金保孕丸

【处方】杜仲100g，白术（炒焦）100g，菟丝子100g，熟地黄70g，当归50g，续断50g，黄芩（酒制）50g，厚朴50g，黄芪（制）25g，川芎25g，陈皮25g，阿胶25g，艾叶炭25g，白芍（酒炒）20g，枳壳15g，砂仁15g，川贝母15g，甘草（制）15g。

【制法】以上十八味，粉碎成细粉，每100g粉末加炼蜜110～130g，制成大蜜丸，即得。

【功能与主治】养血安胎。用于胎动漏血，妊娠腰痛，预防流产。

【用法与用量】口服。一次1丸，一日2次。

【规格】每丸重10g。

清艾绒

【处方】艾叶。

【制法】将干艾叶除去杂质，粉碎成绒团状，晒干，即得。

【功能与主治】理气血，逐寒湿，温经止痛。用于心腹冷痛，泄泻转筋，月经不调，崩漏带下，胎动不安。

【用法与用量】外用。取适量温针灸、着皮灸、隔姜灸、隔盐灸、隔蒜灸或制成艾条热灸。

【规格】每袋装500g。

清艾条

【处方】艾绒5 000g。

【制法】取艾绒，均匀摊于桑皮纸或烟用纸上，卷紧成条状，黏合，封闭，即得。

【功能与主治】理气血，逐寒湿，温经止痛。用于心腹冷痛，泄泻转筋，骨节酸痛，四肢麻木，腰酸疼痛等症。

【用法与用量】点燃后炙患处，一日 2~3 次。

【规格】（1）25g；（2）1~2g。

祛风湿止痛散

【处方】生川草 90g，生草乌 90g，花椒 90g，羌活 90g，独活 90g，防风 90g，透骨草 135g，姜石 90g，红花 135g，狼毒 135g，半夏 50g，白附子 90g，地骨皮 135g，蛇床子 90g，艾叶 135g，木贼 135g，甘松 90g，硫黄 150g，栀子 90g，胆矾 90g，白鲜皮 70g，川木通 90g，猪牙皂 90g，明矾 90g。

【制法】以上二十四味，混匀，粉碎成最粗粉，过筛，即得。

【功能与主治】祛风除湿，活血止痛。用于风寒湿痹、筋骨劳损等症。

【用法与用量】外用。一日 1~2 次。除去塑料袋，骨质增生症用食醋一两，其他疾病用白酒一两，倒在药袋上将其湿润，然后热蒸 30 分钟，再用时蒸 20 分钟即可。用时用干毛巾包好敷于患处，温度适宜时，去掉毛巾。每次热敷应保持温度和一定时间（40 分钟左右）。每包药反复使用 10 次，切勿将药分为 10 等份使用。

【注意】①本品系外用药，有毒。严禁入口，切勿与食品接触。②蒸药容器专用。③个别患者可能产生轻度皮肤过敏反应，停药后可自愈。患部有溃烂者忌用。

【规格】每袋装：（1）250g；（2）450g。

乳增宁胶囊

【处方】艾叶 560g，淫羊藿 280g，柴胡 280g，川楝子 280g，天冬 280g，土贝母 340g。

【制法】以上六味，加水煎煮三次，合并煎液，滤过，滤液浓缩至适量，趁热加入三倍量乙醇，搅拌均匀，静置，滤过，滤液减压回收乙醇，并浓缩至适量，加干燥的磷酸氢钙与淀粉的混合细粉适量，混匀，置 80℃减压干燥，冷却，粉碎，加硬脂酸镁适量，混匀，加淀粉适量，混匀，装入胶囊，制成 1 000 粒，即得。

【功能与主治】疏肝散结，调理冲任。用于冲任失调、气郁痰凝所致乳癖；症见乳房结节，一个或多个、大小形状不一、质柔软；或经前胀痛，或腰酸乏力、经少色淡；乳腺增生病见上述证候者。

【用法与用量】口服。一次 4 粒，一日 3 次。

【注意】孕妇慎用。

【规格】每粒装 0.5g。

伤湿解痛膏

【处方】独活 100g，白芷 100g，生川乌 75g，生草乌 50g，桂皮 75g，芥子 25g，王不留行 37.5g，生天南星 25g，半夏 15g，姜黄 50g，苍术 25g，香加皮 25g，艾叶 15g，红花 5g，薄荷脑 16g，冰片 13g，樟脑 13g，颠茄流浸膏 16g，芸香浸膏 7.5g，水杨酸甲酯 11g，二甲苯麝香 5g，盐酸苯海拉明 1g。

【制法】以上二十二味，除薄荷脑、冰片、樟脑、水杨酸甲酯、颠茄流浸膏、芸香浸膏、二甲苯麝香、盐酸苯海拉明外，其余独活等十四味粉碎成粗粉，用 90% 醇制成相对密度约为 1.20（60℃）的流浸膏，加入上述药味，混匀；另加入 3.1 ~ 3.6 倍重量由橡胶、松香等制成的基质，搅匀，制成涂料，进行涂膏、切段，盖衬、切片，即得。

【功能与主治】祛风除湿，化瘀止痛。用于风寒湿邪所致之筋骨痛，肩酸腰痛，关节痛，跌打损伤等。

【用法与用量】贴患处。

【注意】孕妇忌用。

【规格】每片为 5cm×7cm。

麝香伤湿解痛膏

【处方】麝香 4g，伤湿解痛流浸膏 1 000g，芸香浸膏 75g，颠茄流浸膏 160g，冰片 130g，薄荷脑 160g，樟脑 130g，二甲苯麝香 50g，水杨酸甲酯 110g，盐酸苯海拉明 10g。

【制法】以上十味，麝香研成细粉，分别用乙醚及乙醇提取，提取液另器保存；伤湿解痛流浸膏系取红花0.2份，艾叶、生半夏各0.6份，生天南星、香加皮、苍术、芥子各1份，王不留行1.5份，生草乌、姜黄各2份，生川乌、桂皮各3份，独活、白芷各4份，粉碎成粗粉，用90%乙醇制成相对密度约为1.20（60℃）的流浸膏；按处方量称取各药，另加约3.5倍重的由橡胶、松香等制成的基质，制成涂料。进行涂膏，烘干，切段，盖衬，切成小块，即得。

【功能与主治】祛风除湿，化瘀止痛。用于风湿疼痛、筋骨痛、肩酸腰痛、关节痛、扭伤、跌打损伤。

【用法与用量】外用，先将患处洗净揩干，将膏药贴于患处，24小时更换。

【注意】孕妇忌用。

【规格】每片7cm×10cm。

参茸保胎丸

【处方】党参66g，龙眼肉20g，菟丝子（盐制）33g，香附（醋制）41g，茯苓58g，山药50g，艾叶（醋制）41g，白术（炒）50g，黄芩66g，熟地黄41g，白芍41g，阿胶41g，炙甘草28g，当归50g，桑寄生41g，川芎（酒制）41g，羌活20g，续断41g，鹿茸20g，杜仲58g，川贝母20g，砂仁33g，化橘红41g。

【制法】以上二十三味，粉碎成细粉，过筛，混匀。每100g粉末用炼蜜30~45g加适量的水泛丸，干燥，即得。

【功能与主治】滋养肝肾，补血安胎。用于肝肾不足，营血亏虚，身体虚弱，腰膝酸痛，少腹坠胀，妊娠下血，胎动不安。

【用法与用量】口服。一次15g，一日2次。

参桂鹿茸丸

【处方】人参120g，鹿茸（去毛）240g，山茱萸（酒制）12g，地黄249g，熟地黄240g，白芍240g，龟甲（炒烫醋淬）120g，鳖甲（沙烫醋淬）

120g，阿胶360g，杜仲（炒炭）120g，续断120g，天冬162g，茯苓240g，酸枣仁（炒）120g，琥珀60g，艾叶炭120g，陈皮120g，泽泻120g，没药（醋制）120g，乳香（醋制）90g，延胡索（醋制）90g，红花90g，西红花60g，怀牛膝（去头）138g，川牛膝（去头）120g，鸡冠花180g，赤石脂（煅）90g，香附（醋制）360g，甘草60g，秦艽120g，黄芩150g，白术（麸炒）180g，陈皮360g，木香30g，砂仁120g，沉香30g，当归240g，川芎180g，肉桂120g。

【制法】以上三十九味，白术、陈皮、木香、砂仁、沉香、当归、川芎、肉桂八味粉碎成粗粉，其余人参等三十一味加等量黄酒装罐蒸24小时，与上述粗粉掺匀，干燥，粉碎成细粉，过筛，混匀，每100g粉末加炼蜜130～140g制成大蜜丸，即得。

【功能与主治】补气益肾，养血调经。用于肝肾不足引起的气虚血亏，体质虚弱，腰膝酸软，头晕耳鸣，自汗盗汗，失眠多梦，肾寒精冷，宫寒带下，月经不调。

【用法与用量】口服。一次1丸，一日2次。

【注意】孕妇慎服，忌生冷食物，气脑。

【规格】每丸重9g。

舒肝保坤丸

【处方】香附（醋制）90g，沉香12g，木香12g，砂仁12g，厚朴（姜制）18g，枳实12g，山楂（炒）18g，莱菔子（炒）18g，陈皮18g，半夏（制）18g，草果（仁）18g，槟榔18g，桃仁（去皮）12g，红花6g，当归24g，川芎18g，益母草30g，白芍18g，五灵脂（醋制）18g，官桂12g，干姜6g，蒲黄炭18g，艾叶炭18g，黄芪（蜜制）24g，白术（麸炒）18g，茯苓24g，山药18g，防风18g，山茱萸（酒制）18g，阿胶18g，黄芩18g，木瓜18g，石菖蒲12g。

【制法】以上三十三味，粉碎成细粉，过筛，混匀。每100g药粉加炼蜜130g，制成大蜜丸，即得。

【功能与主治】舒肝调经，益气养血。用于血虚肝郁，寒湿凝滞所致的月经不调，痛经，闭经，产后腹痛，产后腰腿痛。

【用法与用量】口服。一次1丸，一日2次。

【注意】切忌气恼忧思。孕妇忌服。

【规格】每丸重9g。

舒乐热熨剂

【处方】生川乌6.3g，桉油0.5mL，姜黄5.0g，白芥子3.8g，细辛3.8g，红花3.8g，独活8.4g，艾叶3.8g，乳香1.3g，川芎5g，苍术6.3g，薄荷油0.5mL，松节油0.5mL，樟脑1g。

【制法】以上十四味，除松节油、桉油、薄荷油外，樟脑研成细粉，其余生川乌等十味粉碎成细粉，加入松节油、桉油、薄荷油及樟脑细粉，混匀；再将锯末50g、活性炭100g与上述粉末混匀，在搅拌下缓缓加入发热剂510g，搅匀，分装成10袋，即得。

【功能与主治】祛风散寒，活血止疼。用于风寒凝滞引起的筋骨肌肉疼痛，腰肌肉疼痛，腰肌劳损，肩关节周围炎，风湿性关节炎。

【用法与用量】外用。除去最外层塑料袋，将药包揉搓两分钟贴敷患处，半小时左右即发热。一次1包，5包为一疗程。

【注意】①行动不便或偏瘫患者应注意经常移动热敷位置，睡眠时使用应垫毛巾。②不能用多层布包裹，以防隔绝空气，阻碍产热。③使用期间随时揉搓药包可维持温度均匀。④如需温度迅速升高，可在药包的两侧再用粗针扎30~50个小孔。

【规格】每袋装85g。

少林正骨精（酊剂）

【处方】接骨仙桃草148g，当归90g，五加皮179g，独活118g，羌活118g，三棱（醋制）71g，莪术（醋制）71g，土鳖虫90g，艾叶171g，延胡索（醋制）90g，花椒179g，寻骨风179g，血竭60g，乳香30g，伸筋草148g，活络草179g，苏木179g，薄荷脑142g，樟脑120g，冰片130g。

【制法】以上二十味，接骨仙桃草、三棱、莪术、土鳖虫、延胡索、活络草加水煎煮两次，每次 2 小时，合并煎液，滤过，滤液浓缩成相对密度为 1.11～1.15（热测）的清膏，加 2 倍量乙醇，静置 24 小时，取上清液；另将当归、羌活、独活、五加皮、艾叶、花椒、苏木、寻骨风、伸筋草粉碎成粗粉，血竭研成粗粉，混合，用 65% 乙醇浸泡 96 小时后渗漉，收集渗漉液 9 000mL，与上清液混合，静置 24 小时，滤过；另将薄荷脑、樟脑、冰片用 800mL 乙醇溶解，与麝香型精 13mL 混合均匀后加入药液中，再与甘油 200mL 混匀，制成 10 000mL，即得。

【功能与主治】活血祛瘀，消肿止痛，祛风散寒。用于跌打损伤，积瘀肿痛，腰肢麻木，风湿骨痛。

【用法与用量】外用。取本品擦于患处，亦可沐浴时用。每日数次。

【注意】孕妇慎用。

十二太保丸

【处方】白芍（酒炒）619g，当归 446g，菟丝子（盐制）309g，浙贝母 309g，黄芪（酒制）269g，荆芥 251g，艾叶（醋炒）213g，厚朴 213g，枳壳（面炒）194g，甘草 156g，川芎（酒制）466g，羌活 156g。

【制法】以上十二味，粉碎成细粉，过筛，混匀。每 100g 粉末加炼蜜 35～45g 与适量的水泛丸，干燥；或加炼蜜 110～130g 制成大蜜丸，即得。

【功能与主治】理气开郁，养血安胎。用于孕妇气血不调，胎动不安，预防流产。

【用法与用量】口服。水蜜丸一次 5g，大蜜丸一次 1 丸；一日 1 次。

【规格】大蜜丸每丸重 7.5g。

十珍香附丸

【处方】香附（醋炒）215g，艾叶炭 40g，党参 30g，甘草（蜜制）20g，当归 60g，川芎 60g，白芍（炒）60g，熟地黄 60g，黄芪（蜜制）60g，白术（麸炒）60g。

【制法】以上十味，粉碎成细粉，过筛，混匀。每 100g 粉末加炼蜜105～

120g，制成大蜜丸，即得。

【功能与主治】补气养血，和营调经。用于血虚气滞，月经不调。

【用法与用量】口服。一次1~2丸，一日1~2次。

【规格】每丸重9g。

嗣育保胎丸

【处方】黄芪40g，党参40g，茯苓40g，白术（麸炒）40g，甘草5g，当归40g，川芎30g，白芍40g，熟地黄40g，阿胶20g，桑寄生30g，菟丝子40g，艾叶炭40g，荆芥穗10g，厚朴（姜制）10g，枳壳（去瓤麸炒）30g，川贝母20g，羌活5g，鹿茸粉3g。

【制法】以上十九味，除鹿茸粉外，其余黄芪等十八味粉碎成细粉，过筛，混匀，与上述鹿茸粉配研，过筛，混匀。每100g粉末加炼蜜150g制成大蜜丸，即得。

【功能与主治】补气养血，安胎保产。用于孕妇气血不足引起的恶心呕吐，腰酸腹痛，足膝浮肿，胎动不安，屡经流产。

【用法与用量】口服。一次2丸，一日2~3次。

【规格】每丸重6g。

胎产金丸（胎产金丹）

【处方】紫河车375g，五味子（醋制）250g，人参500g，茯苓500g，甘草250g，当归500g，香附（醋制）1 000g，延胡索（醋制）500g，地黄1 000g，没药（醋制）300g，赤石脂（煅）500g，黄檗75g，白薇500g，艾叶炭500g，白术（麸炒）500g，藁本500g，沉香150g，肉桂300g，川芎500g，牡丹皮500g，益母草500g，鳖甲（沙烫醋淬）1 000g，青蒿500g。

【制法】以上二十三味，白术，藁本、沉香、肉桂、川芎、牡丹皮、益母草、地黄、青蒿九味粉碎成粗粉；其余紫河车等十四味置罐中，加黄酒6 750g，加盖封闭，隔水炖至酒尽，取出，与上述粗粉拌匀，低温干燥，粉碎成细粉，过筛，混匀。每100g粉末加炼蜜120～130g制成大蜜丸或小蜜丸，即得。

【功能与主治】补气，养血，调经。用于产后失血过多引起的恶露不净，腰酸腹痛，足膝浮肿，倦怠无力。

【用法与用量】温黄酒或温开水送服，大蜜丸一次1丸；小蜜丸一次30粒，一日2次。

【规格】大蜜丸每丸重9g；小蜜丸每100粒重30g。

天紫红女金胶囊

【处方】黄芪（蜜制）53g，党参53g，山药（酒炒）53g，甘草（蜜制）13g，熟地黄53g，当归80g，阿胶（蛤粉制）53g，白术53g，茯苓40g，盐杜仲40g，川芎40g，陈皮27g，香附（醋盐制）80g，肉桂27g，三七（熟）27g，砂仁（去壳盐制）27g，桑寄生40g，益母草53g，盐小茴香13g，牛膝13g，木香13g，酒白芍53g，丁香7g，艾叶（醋制）80g，盐益智仁27g，延胡索（醋制）13g，肉苁蓉40g，酒续断40g，地榆（醋制）53g，荆芥（醋制）40g，酸枣仁（盐制）53g，海螵蛸53g，麦冬27g，椿皮27g，酒黄芩53g，白薇13g。

【制法】以上三十六味，山药、茯苓、肉桂、盐小茴香、丁香、三七、砂仁、木香、阿胶、香附18g粉碎成细粉，混匀备用。其余黄芪等二十六味与剩余香附加水煎煮两次，第一次1.5小时，第二次1小时，煎液滤过，滤液合并，减压浓缩至相对密度1.15～1.25（60℃～80℃），放冷，加入乙醇至含醇量为65%，静置10小时以上，取上清液，回收乙醇，浓缩至相对密度为1.30～1.35（60℃～80℃）的稠膏，干燥，粉碎，加入上述药粉和适量二氧化硅和液状石蜡混匀，或制粒，装入胶囊，制成1 000粒，即得。

【功能与主治】益气养血，补肾暖宫。用于气血两亏，肾虚宫冷，月经不调，崩漏带下，腰膝冷痛，宫冷不孕。

【用法与用量】口服。一次3粒，一日2～3次。

【注意】感冒发热者禁用。

【规格】每粒装0.35g。

调经丸

【处方】当归75g，白芍（酒炒）75g，川芎50g，熟地黄100g，艾叶炭50g，香附（醋制）200g，陈皮50g，半夏（法）50g，茯苓59g，甘草15g，白术（炒）75g，吴茱萸（甘草制）25g，小茴香（盐炒）25g，延胡索（醋制）25g，没药（炒）25g，益母草100g，牡丹皮50g，续断50g，黄芩（酒炒）50g，麦冬50g，阿胶100g。

【制法】以上二十一味，粉碎成细粉，过筛，混匀。每100g粉末加炼蜜100～120g制成大蜜丸，即得。

【功能与主治】理气和血，调经止痛。用于气郁血滞，月经不调，经来腹痛，崩漏白带。

【用法与用量】口服。一次1丸，一日2次。

【规格】每丸重9g。

调经化瘀丸

【处方】香附（醋制）1 000g，艾叶炭20g，当归200g，地黄200g，川芎100g，赤芍100g，桃仁100g，红花100g，三棱（醋制）100g，莪术（醋制）100g，干漆炭100g。

【制法】以上十一味，除艾叶炭外，取香附（醋制）500g，与当归、川芎、赤芍、干漆炭粉碎成细粉；其余的香附与地黄等五味用水煎煮两次，合并煎液，滤过，浓缩成稠膏。将上述粉末加入浓缩膏内，搅匀，干燥，粉碎成细粉过筛，泛丸，干燥。艾叶炭粉碎成细粉，另用明胶20g化水，包衣，打光、干燥，即得。

【功能与主治】调经行血，理气化瘀。用于气滞血瘀引起的经血不调，行经腹痛或经闭不通。

【用法与用量】口服。一次10粒，一日2次。

【规格】浓缩丸，每10粒重2g。

调经白带丸

【处方】党参52g，鱼鳔（蛤粉炒制）21g，艾叶（醋制）26g，龙骨26g，牡丹皮21g，玉竹26g，仙茅26g，白芍31g，淫羊藿16g，女贞子26g，芡实21g，补骨脂16g，泽泻26g，制何首乌33g，锁阳（蒸）16g，桑寄生（盐制）31g，木瓜26g，石斛10g，菟丝子（盐水制）31g，阿胶26g，牛膝26g，龟甲（醋制）52g，牡蛎（煅）26g，当归52g，金樱子21g，茯苓39g，山药31g，续断26g，磁石（煅）31g，木香21g，陈皮21g，覆盆子26g，五味子16g，北沙参20g。

【制法】以上三十四味，粉碎成细粉，过筛，混匀。每100g粉末加炼蜜30～45g与适量的水，泛丸，干燥，即得。

【功能与主治】调经补血，滋肾养阴。用于月经不调，白带多，腰膝酸痛等。

【用法与用量】口服。一次9～15g，一日2次。

调经益灵片

【处方】当归31.75g，香附101.2g，地骨皮6.3g，人参6.3g，白芍6.3g，艾叶炭6.3g，牡丹皮6.3g，鳖甲9.69g，白术6.3g，川芎6.3g，茯苓6.3g，黄芪6.3g，青蒿63.15g。

【制法】以上十三味，粉碎成细粉，过筛，加辅料适量，制粒，干燥，压制成1 000片，包糖衣，即得。

【功能与主治】调经养血，开郁舒气。用于妇人血虚气滞，腰酸腹痛，月经不调，赤白带下等各种妇科病。

【用法与用量】口服。每晚睡前服8片或早晚各服4片。

无烟灸条

【处方】羌活300g，细辛300g，白芷300g，甘松300g，木香225g，艾炭（醋制）12 500g。

【制法】以上六味，分别粉碎成细粉，混匀。另取桃胶细粉 625g，加入适量沸水，制成胶浆，再取淀粉 1 875g 加适量水润湿后，加入胶浆中，搅匀。将上述细粉、桃胶与淀粉混合浆，充分搅匀，制成软材，出条，切割，干燥，制成 1000 支，即得。

【功能与主治】行气血，逐寒湿。用于风寒湿痹，肌肉酸麻，关节四肢疼痛，脘腹冷痛。

【用法与用量】直射灸法，红晕为度，一次适量，一日 1～2 次。

【规格】每支重 15g。

乌鸡丸

【处方】生晒参 30g，甘草（蜜制）30g，五味子 30g，栀子 30g，艾叶 30g，黄连 30g，北沙参 90g，丹参 90g，玄参 90g，白术（麸炒）90g，白芍（麸炒）90g，茯苓 90g，山药 90g，牛膝 90g，川芎 90g，续断 90g，杜仲（炒）90g，当归 90g，天麻 90g，地黄 90g，牡丹皮 90g，麦冬 90g，菟丝子 90g，柴胡 90g，石斛 120g，乌鸡（去毛、爪、肠）900g。

【制法】以上二十六味，取石斛加水煎煮两次，第一次 2 小时，第二次 1 小时，合并煎液，滤过；另取乌鸡，加入石斛药汁和黄酒 500g、米醋 500g，将鸡煮烂，去骨，再加入其余生晒参等二十四味，拌匀，烘干，研成细粉，过筛。每 100g 粉末加炼蜜 65～85g，制成小蜜丸或大蜜丸，即得。

【功能与主治】补气养血，调经止带。用于妇女气血两亏，羸瘦内热，月经不调，崩漏带下，骨蒸劳热。

【用法与用量】口服。小蜜丸一次 1 瓶，大蜜丸一次 1 丸，一日 2 次。

【注意】忌食辛辣、苋菜及生冷食物。

【规格】小蜜丸每瓶装 5.5g；大蜜丸每丸重 5.5g。

乌金丸

【处方】益母草 320g，小茴香（盐制）20g，川芎 60g，补骨脂（盐制）20g，吴茱萸（制）20g，当归 20g，艾叶炭 20g，白芍 60g，莪术（醋制）

20g，蒲黄（炒）20g，百草霜 14g，三棱（醋制）20g，香附（醋制）120g，熟地黄 20g，延胡索（醋制）60g，木香 20g。

【制法】以上十六味，粉碎成细粉，混匀，过筛，每 100g 粉末加炼蜜 170～190g 制成大蜜丸，即得。

【功能与主治】调经化瘀。用于气郁结滞，胸胁刺痛，产后血瘀，小腹疼痛，五心烦热，面黄肌瘦。

【用法与用量】口服。一次 1 丸，一日 2 次。

【注意】孕妇遵医嘱服用。

【规格】每丸重 9g。

乌金片

【处方】蒲黄 30g，百草霜 21g，益母草 480g，熟地黄 30g，艾叶炭 30g，三棱 30g，延胡索 90g，香附 180g，白芍 90g，补骨脂 30g，吴茱萸 30g，川芎 90g，莪术 30g，木香 30g，当归 30g，小茴香油 0.15mL。

【制法】以上十六味，蒲黄、百草霜分别粉碎成细粉，过筛。茴香油用乙醇适量溶解，备用。益母草、熟地黄、三棱用水煎煮两次，第一次 3 小时，第二次 2 小时，艾叶炭水煮沸后 80℃温浸 2 小时，合并以上水提取液、温浸液，滤过，滤液浓缩成膏（相对密度 1.20～1.30，50℃～60℃）；延胡索、香附、白芍、木香、补骨脂、吴茱萸、川芎、莪术用 60% 乙醇回流提取三次，第一次 6 小时，第二次 4 小时，第三次 2 小时；当归提取三次，第一次用乙醇回流提取 8 小时，再用 60% 乙醇回流提取两次，第一次 4 小时，第二次 2 小时，合并以上乙醇提取液，滤过，回收乙醇浓缩成膏。将水、醇浓缩膏合并，加入蒲黄等细粉及辅料适量混匀，制成颗粒，干燥，放冷，兑入茴香油醇溶液，混匀，压制成 1 110 片，即得。

【功能与主治】调经化瘀。用于气郁结滞，胸胁刺痛，产后瘀血，小腹疼痛，五心烦热，面黄肌瘦。

【用法与用量】口服。一次 4 片，一日 2 次。

【注意】孕妇遵医嘱服用。

【规格】每片重 0.6g。

息伤乐酊

【处方】防风40g，白芷40g，草乌（银花甘草炙）40g，三七9g，肉桂20g，大黄20g，血竭20g，鸡血藤60g，艾叶40g，透骨草75g，地黄30g，辣椒75g，红花50g，冰片20g，薄荷脑15g，樟脑30g，紫草40g，雄黄40g。

【制法】以上十八味，除血竭、冰片、薄荷油、樟脑、三七、雄黄分别研成细粉外，其余草乌等十二味粉碎成粗粉，与上述三七、雄黄细粉混匀，照流浸膏与浸膏剂项下的渗漉法，用75%乙醇作溶剂，浸渍48小时后，缓缓渗漉，收集渗漉液2 800mL，再加血竭、冰片、薄荷脑、樟脑、二甲基亚砜100mL，搅匀，用75%乙醇调整至3 000mL，静置，取上清液，灌装，即得。

【功能与主治】活血化瘀，消肿止痛。用于急性扭挫、跌扑筋伤引起的皮肤青紫，瘀血不散，红肿疼痛，活动不利，亦可用于风湿痹痛。

【用法与用量】将患处洗净，涂擦，一次2~5mL，一日3~5次；皮下瘀血肿胀严重者可用纱布浸药液，湿敷患处。

【注意】外用药，切勿入口。皮肤破伤、关节炎急性期者禁用。

【规格】每瓶装：（1）20mL；（2）40mL。

香附调经止痛丸

【处方】香附（七制）980g，当归280g，熟地黄196g，地黄280g，白芍（酒炒）280g，益母草280g，川芎210g，党参140g，天冬175g，茯苓140g，白术（炒）140g，阿胶140g，酸枣仁（炒）140g，山茱萸140g，陈皮140g，黄芩140g，艾叶炭140g，延胡索（醋制）140g，砂仁140g，甘草63g，炼蜜4 800g。

【制法】以上二十味药材，粉碎成细粉，过筛，混匀，加炼蜜制成大蜜丸1 000粒，即得。

【功能与主治】开郁顺气，调经养血。用于气滞经闭，胸闷气郁，两胁胀痛，饮食减少，四肢无力，腹内作痛，湿寒白带。

【用法用量】口服，一次 1 丸，一日 2 次。

【注意事项】孕妇忌服。

【规格】每丸重 9g。

药艾条

【处方】艾叶 24 000g，桂枝 1 250g，高良姜 1 250g，广藿香 500g，降香 1 750g，香附 500g，白芷 1 000g，陈皮 500g，丹参 500g，生川乌 750g。

【制法】以上十味，艾叶碾成艾绒，其余桂枝等九味粉碎成细粉，过筛，混匀。取艾绒 20g，均匀平铺在一张长 28cm、宽 15cm 的白棉纸上，再均匀撒上上述粉末 8g，将棉纸两端折叠约 6cm，卷紧成条，黏合封闭，低温干燥，制成 1 000 支，即得。

【功能与主治】行气血，逐寒湿。用于风寒湿痹，肌肉酸麻，关节四肢疼痛，脘腹冷痛。

【用法与用量】直接灸法。一次适量，红晕为度，一日 1～2 次。或遵医嘱。

【规格】每支重 28g。

药用灸条

【处方】艾叶 24 000g，牛尾独活 625g，羌活 625g，甘松 479g，降香 25g，石菖蒲 479g，薄荷 479g，草乌 792g，川乌 792g，南坪细辛 625g，鹅不食草 792g，猪牙皂 479g，樟脑 792g。

【制法】以上十三味，艾叶碾成艾绒，其余牛尾独活等十二味粉碎成细粉，混匀。先取艾绒 20g，均匀平铺在一张长 28cm、宽 15cm 的白棉纸上，再均匀撒上上述粉末 8g，将棉纸两端折替约 6cm，卷紧成条，黏合封闭，低温干燥，即得。

【功能与主治】温经散寒，祛风除湿，通络止痛。用于风寒湿邪痹阻所致关节疼痛、脘腹冷痛等症。

【用法用量】穴位直接灸法，红晕为度，一日2次；取灸条点燃并对准穴位，高度距穴位皮肤上2.5~3寸（4~5cm），右手持灸条，左手放置穴位皮肤上，并用两指将穴位处皮肤撑开，艾灸条火力点对准穴位，以患者感到温热舒适为宜；或遵医嘱。

【注意】灸条燃烧后，注意余炭勿烫伤皮肤。

【规格】每支重30g。

益坤丸

【处方】熟地黄192g，当归192g，白芍192g，阿胶192g，人参192g，黄芪（蜜制）192g，山药192g，甘草192g，益母草膏480g，血余炭24g，鸡冠花96g，延胡索（醋制）192g，乳香（醋制）48g，没药（醋制）192g，小茴香（盐制）24g，松香（炙）96g，鹿角192g，锁阳48g，艾叶炭24g，续断48g，补骨脂（盐制）48g，黄檗192g，茯苓192g，白术（麸炒）192g，杜仲炭48g，菟丝子48g，白薇192g，白芷192g，陈皮288g，木香48g，砂仁192g，紫苏叶48g，藁本192g，川芎192g，牡丹皮192g，红花48g，益母草720g，赤石脂（煅）192g，黄芩192g，青蒿48g，肉桂48g。

【制法】以上四十一味，除白术、白芷、陈皮、木香、砂仁、紫苏叶、藁本、川芎、牡丹皮、红花、益母草、赤石脂、黄芩、青蒿、肉桂粉碎成粗粉处，其余熟地黄等二十六味，置罐中，加入等量黄酒，加盖密闭，放高压罐内加热或隔水加热炖至黄酒基本蒸尽，与上述粗粉拌匀，干燥，粉碎成细粉，过筛，混匀。每100g粉末加炼蜜130~140g制成大蜜丸，即得。

【功能与主治】补气养血，调经散寒，用于气虚血衰引起的月经不调，行经腹痛，宫寒带下，腰酸体倦。

【用法与用量】口服。一次1丸，一日2次。

【注意】孕妇忌服。

【规格】每丸重9g。

银胡感冒散

【处方】岗松 6 818g，大叶桉叶 6 818g，金银花 159g，连翘 136g，青蒿 159g，荆芥 159g，薄荷 136g，柴胡 136g，广藿香 114g，艾叶 91g，桔梗 114g，陈皮 68g。

【制法】以上十二味，取岗松、大叶桉叶粉碎，水蒸气蒸馏 2.5 小时，收集挥发油，另器保存；青蒿、荆芥、薄荷、连翘、广藿香各 45g，艾叶、陈皮各 23g，粉碎，水蒸气蒸馏 3 小时，收集挥发油，将所收集的挥发油混合均匀，装瓶。金银花、柴胡、桔梗和连翘等七味的剩余量，洗净、晒干、粉碎，过筛，混匀，药粉于 60℃干燥 2 小时，装袋。将药油与药粉分别装入铝箔袋中，制成 1 000g（药粉）、454 瓶（药油），即得。

【功能与主治】辛凉解表，清热解毒。用于风热感冒所致的恶寒、发热、鼻塞、喷嚏、咳嗽、头痛、全身不适等。

【用法与用量】外用。贴于脐部。先用手轻揉脐部约一分钟，后将小瓶药油倒进药包对准脐眼贴上即可。每日一贴（重症加一贴在大椎穴）。对儿童效果更佳。

【注意】孕妇慎用。有皮肤过敏史者慎用。用药过程中如有瘙痒或起皮疹，暂时停用。

【规格】药粉：每袋装 2.2g；药油：每瓶装 0.2mL。

愈带丸

【处方】当归 90g，白芍 120g，芍药花 90g，熟地黄 90g，艾叶炭 90g，棕榈炭 90g，蒲黄（炒）120g，百草霜 90g，鸡冠花 120g，香附（醋制）90g，木香 90g，知母 60g，黄檗 60g，牛膝 90g，干姜（微炒）90g，肉桂（炒焦）90g，甘草（蜜制）90g。

【制法】以上十七味，粉碎成细粉，过筛，混匀，用水泛丸，干燥，即得。

【功能与主治】益气调经，散寒止带。用于气虚血亏、子宫湿寒引起的经血不调、赤白带下、凝滞腹痛、骨蒸潮热、头晕耳鸣。

【用法与用量】口服。一次 6g，一日 2 次。

【注意】忌食生冷油腻；孕妇忌服。

【规格】每 100 粒重 6g。

玉液丸

【处方】人参 60g，山楂 25g，沉香 48g，甘草 96g，阿胶 78g，莲子 192g，大腹皮 25g，山药 126g，川芎 72g，枳壳 36g，麦冬 75g，砂仁 87g，紫苏叶 75g，艾叶（炒）19g，地黄 36g，香附（醋制）78g，黄芪（蜜制）39g，琥珀 25g，黄芩（炒）45g，羌活 25g，陈皮（炒）48g，丹参 126g，白芍（炒）48g，木香 25g，厚朴（制）45g，续断 19g，浙贝母 66g，肉苁蓉 36g，茯苓 192g，杜仲（盐制）78g，菟丝子 96g，白术（炒）25g，血余炭 25g，沙苑子 66g，当归（炒）60g，益母草清膏 19g。

【制法】以上三十六味，除大腹皮、艾叶、益母草清膏、朱砂、琥珀外，其余人参等三十一味粉碎成粗粉；朱砂、琥珀分别水飞或粉碎成极细粉；大腹皮、艾叶煎汁，滤过，煎液加黄酒 800g 与益母草清膏混匀，与上述粗粉拌和，蒸半小时，干燥，再与朱砂、琥珀细粉混合后，粉碎成细粉，过筛，混匀，每 100g 粉末加炼蜜 85～100g，制成大蜜丸，即得。

【功能与主治】益气养血。用于妇女气血不调，经期不准，产后血虚。

【用法与用量】口服。一次 1 丸，一日 2 次。

【注意】孕妇忌服。

【规格】每丸重 9g。

孕康合剂（孕康口服液）

【处方】山药 125g，续断 75g，黄芪 100g，当归 75g，狗脊（去毛）100g，菟丝子 75g，桑寄生 50g，杜仲（炒）75g，补骨脂 75g，党参 75g，茯苓 100g，白术（焦）75g，阿胶 25g，地黄 100g，山茱萸 75g，枸杞子 100g，

乌梅 50g，白芍 75g，砂仁 50g，益智 50g，苎麻根 75g，黄芩 50g，艾叶 8.3g。

【制法】以上二十三味，除阿胶外，其余山药等二十二味用温水浸泡 4 小时，滤过，滤液备用，药渣加水煎煮三次，第一次 2 小时，第二次 1 小时，第三次 0.5 小时，滤过，合并上述滤液，加入阿胶，溶化后浓缩成每 1mL 含生药 1g 的清膏；清膏加乙醇使含醇量达 70%，静置，滤过，滤液回收乙醇，加入蜂蜜 83g、蔗糖 88g、苯甲酸钠 3.0g 及水适量，混匀，加氢氧化钠试液调 pH 值至 5~6，加水至 1 000mL，滤过，灌封，灭菌，即得。

【功能与主治】健脾固肾，养血安胎。用于肾虚型和气血虚弱型先兆流产和习惯性流产。

【用法与用量】口服。早、中、晚空腹口服，一次 20mL，一日 3 次。

【注意】①服药期间，忌食辛辣刺激性食物，避免剧烈运动以及重体力劳动。②凡难免流产、异位妊娠、葡萄胎等非本品适用范围。

【规格】（1）每瓶装 10mL；（2）每瓶装 20mL；（3）每瓶装 100mL。

孕康颗粒

【处方】山药 312.5g，续断 187.5g，黄芪 250g，当归 187.5g，狗脊（去毛）250g，菟丝子 187.5g，桑寄生 125g，杜仲（盐）187.5g，补骨脂 187.5g，党参 187.5g，茯苓 250g，白术（炒）187.5g，阿胶 62.5g，地黄 250g，山茱萸 187.5g，枸杞子 250g，乌梅 125g，白芍 187.5g，砂仁 125g，益智 125g，苎麻根 187.5g，黄芩 125g，艾叶 20.8g。

【制法】以上二十三味，除阿胶外，其余山药等二十二味，用 50~60℃温水浸泡 4 小时，滤过，滤液备用，药渣加水煎煮三次，第一次 2 小时，第二次 1 小时，第三次 0.5 小时，滤过，合并滤液，加入阿胶溶化，浓缩成每 11mL 含生药 1g，加乙醇使含醇量达 70%，搅匀，静置 24 小时，滤过，回收乙醇，滤液减压浓缩，低温干燥，粉碎成细粉，加入糊精、甜菊素等辅料适量，混匀，制粒，干燥，制成颗粒 1 000g，即得。

【功能与主治】健脾固肾，养血安胎。用于肾虚型和气血虚弱型先兆流产和习惯性流产。

【用法与用量】早、中、晚空腹口服。一次 20mL，一日 3 次。

【规格】每瓶装 20mL。

痔舒适洗液

【处方】槐角 100g，三七 80g，苦参 110g，白及 100g，蛇床子 100g，败酱草 100g，艾叶 65g，马齿苋 80g，金银花 65g，防风 65g，白矾 50g，硼砂 50g，冰片 5g，甘草 30g。

【制法】以上十四味，冰片加适量乙醇溶解；白矾、硼砂用适量水溶解；三七粉碎成粗粉，照流浸膏剂与浸膏剂项下的渗漉法，用 70% 乙醇作溶剂，浸渍 24 小时后进行渗漉，漉液回收乙醇，浓缩至相对密度为 1.0 ～ 1.1（50℃），药渣备用。金银花、蛇床子、艾叶提取挥发油，挥发油加适量聚山梨酯 80，混匀，蒸馏后的水溶液另器收集。上述两种药渣合并，与其余槐角等七味加水煎煮三次，第一次 2 小时。第二次 1.5 小时，第三次 1 小时，合并煎液，滤过，滤液浓缩至与生药量比为 1：1，加乙醇使含醇量达 60%，搅匀，静置 48 小时，取上清液回收乙醇，浓缩至相对密度为 0.9 ～ 1.1（50℃），加入冰片及上述各药液，加水调整总量至 1 000mL，搅匀，灌封，灭菌，即得。

【功能与主治】清热燥湿，化瘀解毒，止血消肿，止痛止痒。用于痔疮急性发作。

【用法与用量】外用。取适量药液，用温开水稀释至 10 倍以上，坐浴或直接涂洗，一日 2 次，一周为一疗程。

【规格】每瓶装 300mL。

郑氏女金丹

【处方】黄芪（炙）40g，党参 40g，熟地黄 40g，当归 60g，川芎 30g，阿胶（炒珠）40g，香附（醋盐制）60g，白术 40g，三七（熟）20g，茯苓 30g，桑寄生 30g，海螵蛸 40g，杜仲（盐制）30g，麦冬 20g，陈皮 20g，肉桂 20g，砂仁（盐制）20g，椿皮 20g，小茴香（盐制）10g，益智仁（盐制）

20g，益母草40g，延胡索（醋制）10g，紫地榆（醋制）40g，肉苁蓉30g，怀牛膝10g，续断（酒制）30g，黄芩（酒制）40g，白薇10g，木香10g，艾叶（醋制）60g，白芍（酒炒）40g，荆芥（醋），山药40g，紫河车5g，朱砂（水飞）50g，甘草（炙）10g，丁香5g，酸枣仁（盐制）40g。

【制法】以上三十八味，三七、阿胶、紫河车分别研细。朱砂水飞，其余黄芪等三十四味粉碎成细粉，过筛，与三七、阿胶、紫河车细粉混匀，过筛，每100g粉末加炼蜜140～160g制成大蜜丸，丸心朱砂上衣，即得。

【功能与主治】补气养血，调经安胎。用于气血两亏，月经不调，腰膝疼痛，红崩白带，子宫寒冷。

【用法与用量】口服。一次1丸，一日2次。

【注意】感冒忌用。

【规格】每丸重9g。

第五章 艾草的现代化产品开发概况

第一节 我国艾草产业发展现状

《2019—2025 年中国艾叶行业研究分析及发展趋势预测报告》显示：2015 年以后，艾叶行情节节攀升，人工种植进入迅速发展时期。2016 年，全国艾叶消费热度逐渐升温。2017 年艾叶消费量再次攀升，在社会需求量不断增长趋势下，野生货源已经很难满足市场的缺口，艾叶人工种植进入发展狂潮，种植面积迅速扩大。数据显示，2014 年我国艾叶市场产量达 8.6 万吨；2018 年我国艾叶市场产量增长至 16.7 万吨，与上一年相比增长了 18.4%。2014—2018 年我国艾叶市场产量年均复合增长率为 14.8%（见图 5 - 1）。

年产量（万吨）

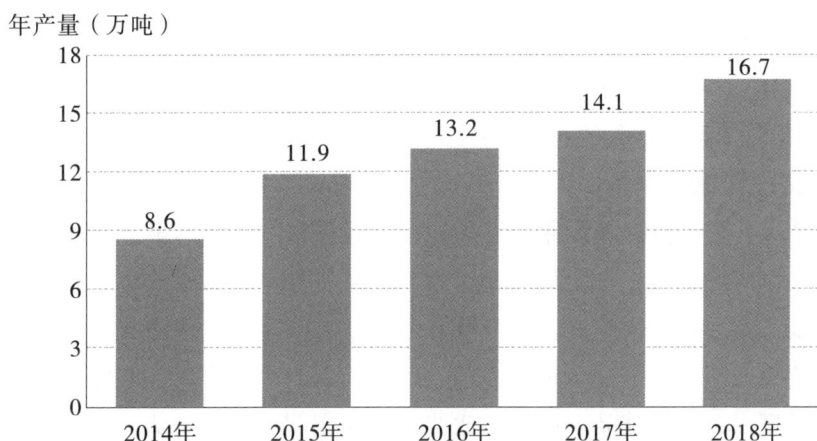

图 5 - 1 2014—2018 年全国艾叶产量增长统计

资料来源：国家统计局

数据显示，2014年我国艾叶相关产品市场需求规模达29亿元。到2018年，我国艾叶相关产品市场需求规模增长至66亿元，与上一年相比增长了15.8%。2014—2018年我国艾叶相关产品市场需求规模年均复合增长率为22.8%（见图5－2）。

市场规模（亿元）

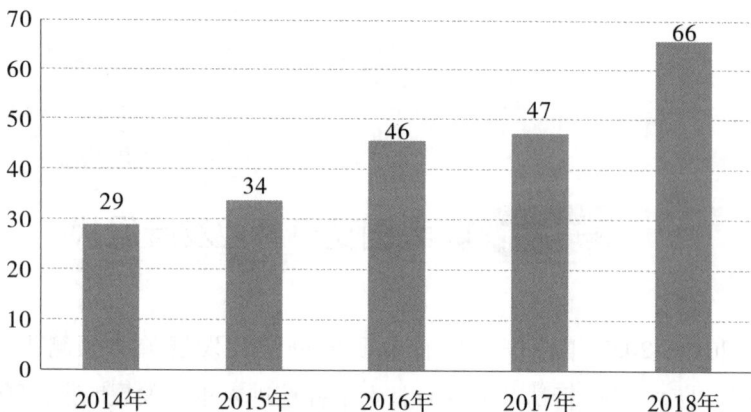

图5－2 艾叶相关产品市场需求规模增长统计
资料来源：国家统计局

根据2019年度全国艾草种植产业舆情报告，当前我国艾草种植企业达2 676家、艾草生产加工企业2 396家、艾灸馆12 855家、中医养生馆4 460家，且年增速达到16%，形成了多元化、特色化的三产融合发展的新局面。

依据古籍中记载的关于艾草道地性形成历史和变迁，中国共有五大名艾：《肘后备急方》记载的广东越秀地区南艾、《本草图经》记载的河南汤阴北艾、《本草图经》记载的浙江宁波海艾、《本草纲目》记载的湖北蕲州蕲艾和《祁州志》记载的河南安国祁艾。但是河南南阳、湖北蕲春是我国两大艾草产业集聚区，长期占据着行业的寡头地位。近年来，越来越多地方政府逐渐加强对艾草产业重视，将艾草产业作为地方乡村振兴、精准扶贫、健康扶贫等的重要方式之一，也作为区域级经济增长中的新亮点，推动艾草产业从中部产业集聚区拓展至全国各地，云南、四川、新疆、内蒙古等地均有大规模艾草种植区，一些区域品牌如汤阴北艾、广东南艾、浙江海艾、湖南湘艾、陕西吴堡艾、宁夏皇甫艾、贵州黔艾、安徽皖艾等名声逐渐叫响。

但目前我国艾草产业还存在以下不足：

产业发展不平衡。目前中国艾草产业发展处于极不平衡的状态，全国只有湖北蕲春和河南南阳两大艾草产业集聚区。

种植分布不均。全国大面积艾草种植和规模化种植分布不均，主要也集中在两大艾草产业集聚区。

标准体系不完善。没有艾草种植国家标准，各地艾草质量的优劣缺乏统一评价指标，国家标准处于空白期，地方标准和行业标准也处于探索期和筹备期；艾草食用缺乏国家标准，艾草目前还未列入药食同源范畴，这制约了艾草大规模用于食品行业的发展。

缺乏平台构建，龙头培育不力。整个行业发展大而不强、缺乏平台构建，总体处于无行业龙头带动，无序发展状态，存在小、散、乱问题。①企业生产规模不大：大规模企业少，多是小微企业。新产品开发、技术改造投入能力明显不足，主要靠仿制、贴牌产品生存。②企业合作不紧密：缺乏龙头引领、集团运作，行业信息、新技术、新成果等不能共享。原材料采购和产品销售规范度低，存在无序经营、恶性竞争等问题。③企业管理不规范：多数企业是半手工作坊式加工，生产标准低，管理粗放，艾草产业整体上缺少精品、缺少高科技产品、缺少自主研发产品。

缺乏顶层规划，创新设计不足，主要体现在以下几个方面：①缺乏顶层全局设计。各级政府没有把艾草产业列入大中医、大健康、大产业的发展格局，缺乏顶层全局创新设计，行业发展引领严重不足。②基础研究投入不足。对艾草、艾灸的药理、功效、应用机理等方面缺乏系统深入研究，人们的认知还处在经验阶段，医学应用的理论支撑与市场的方兴未艾存在巨大反差。③产品无批准文号。行业长期在未获得国家批准文号的情况下生产，企业多数靠产品贴牌或给有批号的企业供货生存，艾草产品只能按初加工商品低价销售给一些获医药类批号的企业。④产品无质量标准。艾草产业长期没有规范的国家标准和国内认同的行业标准，缺乏标准化管理体系。目前所有加工企业都是自定或沿用其他企业标准，依据不一，参差不齐。原料采集、种植、加工都处在小规模、小作坊、各自为战的初级阶段。⑤缺乏知名品牌支撑。

同时，目前我国艾草产业新产区的发展还存在以下弊端：

（1）艾草企业聚集区规模小，集群效应不明显。

（2）艾草大面积种植，产业发展单一，功能特点不明显，产业优势不明显。

（3）艾草产业从业人群稀少。

目前我国艾草产业已经快速发展，新兴的艾草品牌地标亟待创新模式，各地应从资源优势利用、产业特色打造、产业功能定位等方面进行顶层设计。将艾草产业融入社会多产业、多领域中，促进艾草产业在区域经济发展、乡村振兴推手、精准扶贫手段、特色产业规划、传统文化回归、康养旅游产品六大方面的融合发展。同时为促进艾草整个行业的良性发展，重视促进艾草优良品种的培育、艾草药理药性研究、艾草相关创新应用产品研发，以及向产业地标、行业标准的建立等高技术、高附加值的方向发展。

第二节　艾草在化妆品中的应用

一　艾草具有肌肤护理功效性成分的研究与应用

（一）艾叶挥发油

艾叶挥发油是艾叶的一类生物活性成分，也是目前应用的化妆品原料之一。艾叶挥发油成分较为复杂，主要为单萜类、倍半萜类以及含氧衍生物及少量的醛、酮、酚、烷及苯系类化合物。

1. 艾叶挥发油的提取

艾叶挥发油的提取方法较多，其中溶剂萃取法、超临界流体萃取、直接水蒸气蒸馏已运用到艾叶挥发油的提取研究中，也有与其他工艺相结合进行提取，例如超声波萃取工艺、微波辅助萃取工艺和半仿生提取技术等相结合，可提高艾叶挥发油得率。

目前艾叶挥发油在市场上的产品主要是水蒸馏提取工艺获得，存在得率低、原材料利用率不充分、功效成分含量低等缺陷。提高艾叶挥发油的产品品质的关键问题还是需要在提取技术上进行改良创新。

广州暨南生物医药基地通过 CO_2 超临界萃取联用分子蒸馏提取工艺提取得到的艾草挥发油的得率约为 $0.5\% \sim 0.8\%$。联用工艺提取的北艾挥发油艾草香气浓郁，功效成分如石竹烯、桉油精等含量高，且其他微量成分也可通过工艺参数的调整得到富集。①超临界萃取工艺得到的提取物中影响香气的关键组分含氧化合物的含量较水蒸馏工艺的偏高，所以其香气比水蒸馏提取的艾草挥发油艾草特征性气味更加明显。②超临界萃取不仅能保留易挥发的头香成分，还能萃取到含有较多底香成分的部分树脂，有利于香气的持久。③比起水蒸馏提取，联用工艺获取的艾叶挥发油相对密度偏大，酸值偏高。④通过气相色谱－质谱联用法对艾叶挥发油进行挥发性成分分析，共有104 个组分流出，其中单萜类成分占总挥发性成分的 69.99%，倍半萜类占的 22.45%。艾叶挥发油中 4－萜品醇、右旋龙脑、β－石竹烯含量较高。

2. 艾叶挥发油的功效及其在化妆品中的应用

（1）抑菌作用的应用前景。

多年研究已经证实艾草挥发油具抗菌谱广（多种细菌、真菌与病毒）、抗菌活性强的特点（见表5－1）。近年来，研究通过常量/微量稀释法、琼脂稀释法，少数选择时间杀菌试验、悬液法、离体法等方法测定艾草挥发油对常见致病菌的最小抑菌浓度（MICs）和最小杀菌浓度（MBCs/MFCs），这为临床应用和产品开发提供了重要的参考价值。

表 5－1　艾叶油的耐药菌株

耐受菌	MIC (mg·mL^{-1})	MFC (mg·mL^{-1})	耐受菌	MIC (mg·mL^{-1})	MFC (mg·mL^{-1})
细菌			真菌		
金黄色葡萄球菌	0.78	0.78	黑曲霉	0.1	－
大肠杆菌	1	1	苹果腐烂病菌	－	0.139
荧光假单胞菌	0.05	0.05	棉花枯萎病菌	－	0.163
嗜水气单胞菌	0.05	0.05	水稻纹枯病菌	－	0.183
克雷伯菌	0.2	－	辣椒疫霉	－	0.095
鱼害黏球菌	0.2	0.2	酵母	0.5	－
副溶血菌	0.1	－	黄曲霉	>1	－
绿脓杆菌	0.312	25	绿色木霉	>1	－
伤寒杆菌	3.2	－	尖孢炭疽菌	>1	－

（续上表）

耐受菌	MIC （mg·mL^{-1}）	MFC （mg·mL^{-1}）	耐受菌	MIC （mg·mL^{-1}）	MFC （mg·mL^{-1}）
土生克雷伯菌	3.2	–	胶孢炭疽真菌	>1	–
肺炎克雷伯菌	3.2	–	灰霉菌	>1	–
炭疽杆菌	0.0063	0.2	链格孢菌	>1	–
枯草芽孢杆菌	>1		沙门氏菌	>1	–
硫磺菌	>1	–	志贺氏菌	>1	–

引用自张鹏等：《艾叶油作为天然抗菌剂的研究进展》，《广东化工》2015 年第 8 期。

刘先华等用接种环分别取供试菌液一环（含菌量约为 10^4CFU），分别接种于含艾草挥发油的培养基上和含红霉素的培养基上，37℃培养 24 小时，实验结果显示艾叶挥发油对金黄色葡萄球菌、大肠杆菌和绿脓杆菌有显著的抑菌作用；其抑制金黄色葡萄球菌的效果等同于红霉素，抑制大肠杆菌、绿脓杆菌的效果大大优于红霉素。游思湘等用水蒸气蒸馏得到的艾叶油制成乳剂，体外抑菌试验结果表明，艾叶挥发油对炭疽杆菌抑菌效果最佳，其次是金色葡萄球菌和大肠杆菌，但在此浓度下对巴氏杆菌、链球菌、沙门氏菌未见明显的抑菌作用，这可能是药物浓度过低或者是这些细菌对艾叶挥发油不敏感所致。

艾草挥发油抗菌谱广、抗菌能力强、高效低毒，是一种市场前景广阔的天然抗菌原料成分：一方面可以作为植物来源的天然防腐剂添加到化妆品中，与其他提取物复配达到防腐效果，取代或降低常规防腐剂的添加量，降低防腐剂可能引起皮肤刺激、过敏等问题风险；另一方面，在功效性护肤品如止痒驱蚊产品等亦有很好的应用空间。

（2）抗炎、抗过敏作用的应用前景。

艾草挥发油在针对痤疮、敏感、红肿、瘙痒等肌肤炎症的护肤品中也具有广阔的应用前景。研究资料显示，艾叶挥发油对实验性痤疮治疗效果较好。纪薇等将 2% 煤焦油溶液外涂于家兔右耳内侧，建立兔耳实验性痤疮模型，在显微镜下观察各组兔耳痤疮组织病理学改变和皮肤肥大细胞改变。结果表明，外涂煤焦油 2 周后，肉眼可见兔耳出现人类粉刺样改变；在光镜下呈现与人类痤疮类似的病理改变；肥大细胞数目明显增多，经艾叶挥发油治疗后有所减少，肥大细胞数量减少，炎症反应减轻，并揭示艾叶挥发油治疗痤疮的作用机制可能与抑制肥大细胞增殖、趋化及脱颗粒有关。

蒋涵等研究发现蕲艾挥发油治疗二甲苯致小鼠耳廓肿具有明显的抗炎作用。李波等通过乙酸致小鼠腹腔毛细血管通透性增大、二甲苯致小鼠耳肿胀、角叉菜胶致小鼠足肿胀炎症模型，羧甲基纤维素致白细胞游走炎症模型，小鼠棉球肉芽肿炎症模型，研究发现艾叶油对炎症发生早、中、晚期均有抑制作用。其中，对炎症早期的抗炎效果尤为明显，主要表现在增加毛细血管通透性，减少组织液的渗出和降低肿胀程度；艾叶油的炎症早期抗炎机理为通过抑制 PGE2 的生成和释放、减少 MDA 的生成和抑制 iNOS 的活力实现。万毅等通过构建金黄葡萄球菌感染、绿脓杆菌和大肠杆菌感染构建豚鼠阴证疮疡和阳证疮疡模型研究艾叶挥发油的抗阳证疮疡和阴证疮疡作用。结果显示艾叶挥发油可减少病变部位的组织脱落坏死、促进创面肉芽组织生长、减少炎细胞浸润，对阴证疮疡和阳证疮疡具有良好的治疗作用。

另外，对于容易对化妆品及其他外界刺激过敏的肌肤来说，艾叶挥发油也是一种天然的抗过敏的化妆品原料。

蒋涵等研究发现蕲艾挥发油可减轻2,4 - 二硝基氯苯诱导的迟发性过敏反应，具有良好的抗过敏作用。相关研究表明艾叶油成分 2 - 萜品烯醇、葛缕醇可抑制大鼠被动皮肤过敏反应和 5 - 羟色胺引起的皮肤血管渗透性增强。杨红菊研究发现，艾叶挥发油对大鼠被动皮肤过敏反应（IgE 介导的速发型变态反应模型）及参与并加重速发型变态反应疾病的Ⅲ型、Ⅳ型变态反应均有明显的抑制作用。体外实验表明，艾叶油对 compound 48/80、钙离子载体金霉素、抗原马血清诱发的大鼠腹腔肥大细胞脱颗粒均有一定程度的抑制作用，还能抑制大鼠腹腔肥大细胞膜上 Ca^{2+} - Mg^{2+} - ATPase 和 Mg^{2+} - ATPase 的活力，抑制 Ca^{2+} 的转运，结果显示，艾叶油不仅是过敏介质的阻释剂，也是过敏介质的拮抗剂，在速发型变态反应的主要环节作用明显。我们通过测定艾叶油对透明质酸酶的抑制率来测定其体外抗过敏活性，研究结果也显示，艾叶油具有一定的抗过敏活性，10mg/mL 的艾叶油对透明质酸酶的活性抑制率为35.8%。

因此艾草挥发油的抗炎、抗过敏的作用可以作为控痘、缓解肌肤过敏症状等产品中的原料成分。

（3）美白作用的应用。

Huang 等首次对艾叶精油进行了相关美白功效评价。L – DOPA 氧化法检测表明，艾叶精油对酪氨酸酶 IC_{50} 为 $19.16g/L$（曲酸 IC_{50} 为 $0.028g/L$）。通过 B16/F10 黑色素细胞模型研究发现，艾叶精油对黑色素细胞生成黑色素的 IC_{50} 为 $0.769g/L$，对细胞内酪氨酸酶 IC_{50} 为 $0.744g/L$，抑制效果优于质量浓度为 $0.545g/L$ 的熊果苷。而艾叶精油的美白机制可能是通过阻断信号通路或者是损耗细胞内的氧化应激来抑制酪氨酸酶活性，表明艾叶精油有可能作为一种新型具美白功效的化妆品原料应用在护肤产品中。

（4）抗氧化作用的应用。

氧化是肌肤衰老的最大威胁，人体的抗氧化物质有自身合成的，也有由食物供给的。补充抗氧化物质有利于减少自由基的产生或加速其清除，以对抗自由基的副作用。许俊洁等采用水蒸气蒸馏法提取蕲艾挥发油，通过清除 $1,1$ – 二苯基 $–2$ – 三硝基苯肼（DPPH）有机自由基试验研究蕲艾挥发油的清除自由基的作用。实验结果表明，清除 DPPH 能力从强至弱的顺序为 BHT > 蕲艾挥发油 > 维生素 E。艾叶挥发油主要由酮类和萜类组成，具有较好的体外抗氧化活性。我们研究发现河南地区北艾的艾叶挥发油对 DPPH 的半抑制浓度为 $0.14mg/mL$，对超氧阴离子的半抑制浓度为 $11.93mg/mL$，显示出对 DPPH 和超氧阴离子都具有较好的清除能力。因此艾叶挥发油可作为抗氧化的原料应用在抗衰化妆品中。

（二）艾叶黄酮

近年来，艾草活性成分的研究不仅在挥发油方面，其黄酮类成分的研究也在不断深入。黄酮类化合物广泛存在于植物中，同时也是许多中草药的有效成分。黄酮类化合物具有抗肿瘤、降压降脂、抗炎、镇痛、免疫调节、抗脂质过氧化、抗衰老等多种生物活性，在化妆品中的应用也非常广泛。

1. 艾叶黄酮的提取

艾叶黄酮类含量在 5% 左右，目前从艾叶中分离的黄酮类物质有 20 多种，主要为黄酮、黄酮醇及其苷类，如异泽兰黄素、生草酚、紫花牡荆素、柚皮素等。水提法和有机溶剂提取法是目前提取黄酮比较成熟的工艺技术，新的应用方法则有超声波提取、微波提取等，多与水提法和有机溶剂提取法联合使用，缩短提取时间，提高艾叶总黄酮得率。

2. 艾叶黄酮的功效及其在化妆品中的应用

（1）抗氧化。

黄酮类化合物是人们一直关注的天然自由基清除剂，它们大多具有多种不同的酚羟基，可以作为供氢体，使自由基还原，从而达到清除自由基的目的。所以黄酮被视为一种天然抗氧化剂，具有抗衰老、增强机体免疫力的功效。吴娜等采用四种化学发光体系研究艾叶黄酮的体外抗氧化活性，及对 DNA 氧化损伤的保护作用。结果表明，艾叶黄酮能有效地清除 O_2^-、·OH、H_2O_2，减轻或消除·OH 对 DNA 的氧化损伤。艾叶黄酮清除 O_2^-、·OH、H_2O_2 以及抗 DNA 氧化损伤的 50% 抑制浓度（IC_{50}）分别为 151.17mg/L、15.34mg/L、0.23mg/L、15.46mg/L。实验同时还比较了艾叶黄酮和 VC 的抗氧化作用，结果表明，艾叶黄酮抗氧化效应远远高于 VC 的抗氧化效应。胡厚才、Lee S 等人研究证实艾叶黄酮类物质异泽兰黄素可以降低 H_2O_2 诱导的异常蛋白的生成，减轻其对上皮细胞的损伤，具有良好的抗氧化能力。

（2）抑菌。

现代研究也表明艾叶黄酮类化合物具有良好的抑菌作用，尤其是大肠杆菌和金黄色葡萄球菌抑菌效果很好。

马烁等选取超声波辅助萃取法从艾草中提取黄酮物质进行抑菌实验，采用二倍稀释法，用滤纸片法测量艾叶中黄酮对大肠杆菌、金黄色葡萄球菌、黑曲霉菌、白曲霉菌的最低抑菌浓度。研究发现，黄酮对大肠杆菌和金黄色葡萄球菌的最低抑菌浓度为 0.25mg/mL，对黑曲霉菌和白曲霉菌的最低抑菌浓度为 1mg/mL，从而确定大肠杆菌和金黄色葡萄球菌对黄酮较敏感。

（3）抗过敏。

研究表明：艾叶中黄酮成分能防止皮肤过敏，作用机制为：艾叶中黄酮成分能抑制 RBL-2H3 细胞中被 IgE-抗原复合物引发的 TNF-α 和 IL-4 的表达，抑制活化的 NF-kB 表达。也有研究表明艾叶黄酮类物质可以抑制巨噬细胞释放炎性介质和炎性细胞因子，抑制免疫细胞的渗透和表皮增生，进而缓解接触性皮炎小鼠的炎症表征。基于这些发现艾叶黄酮可作为抗过敏的功效性原料添加到化妆品中，适合易过敏的肤质使用。

（三） 艾叶多糖

1. 艾叶多糖的提取

目前对艾叶的相关研究虽然很多，但对艾叶多糖的提取工艺研究较少。刘军海等利用响应面法对艾叶多糖的提取工艺进行优化，得出艾叶多糖浸提的最佳工艺条件为：料水比 1：18、浸提温度 97℃、浸提时间 1.25 小时、浸提 3 次，艾叶多糖的实际一次提取率可达 1.529%。熊曼萍采用超声波 – 酶法提取多糖：料液比 1：40、超声波提取时间 30 分钟、乙醇浓度 80%，艾叶多糖提取率为 0.790%；与超声波法提取艾叶多糖相比，超声波酶法艾叶多糖的实际得率提高 56.75%。

2. 艾叶多糖的功效及其在化妆品中应用

植物多糖作为化妆品原料的添加应用十分广泛，具有良好的美容功效。除了熟知的保湿功效之外，艾叶多糖还具有较好的抗氧化的作用。

胡岗等采用 D – 脱氧核糖 – 铁体系法、羟胺法及 DPPH 法测定不同浓度的艾叶多糖对羟基自由基、超氧阴离子自由基及 DPPH 自由基的清除能力。结果显示艾叶多糖对各种自由基均有明显的清除作用，其清除率与其质量浓度存在着一定的量效关系。对羟基自由基、超氧阴离子自由基和 DPPH 自由基的 IC_{50} 值分别为 0.32μg/mL、0.0625μg/mL 和 54.72μg/mL。艾叶多糖具有一定的体外抗氧化活性，作为自由基清除剂和脂质抗氧化剂具有进一步研究价值。谭冰等探讨艾叶多糖其对羟自由基（·OH）的清除作用，结果显示艾叶多糖溶液对由 Fenton 体系产生的·OH 具有较好的清除作用，在一定范围内呈现良好的量效关系。

艾叶多糖具有良好的抗氧化和清除自由基的功能，且不良反应较小。艾叶多糖所具有的抗氧化活性使其能够作为天然抗氧化剂的化妆品原料而得到很好的开发应用。

（四） 艾叶鞣质

1. 艾叶鞣质的提取

洪宗国等采用超声波法提取艾叶中的鞣酸，通过四因素三水平正交试验探讨超声波提取艾叶中肉藕汁的最佳工艺，并对不同产地艾叶鞣质含量进行比较。结果显示：在超声温度 60℃，超声功率 150W，超声时间 20 分钟，固液比例为 1∶25（g/mL），丙酮—水比例为 4∶6 时提取率最高，其中湖北蕲春艾叶含量最高。

2. 艾叶鞣质的功效及其在化妆品中的应用

鞣质在艾叶中的含量及药理作用仅次于挥发油，艾叶的止血作用是鞣质所发挥的药理作用。鞣酸具有止血、抑制微生物、抗过敏、抗衰老等作用，尤其是它的涩味和收敛性受到人们的重视。尽管艾叶中鞣质药理作用不小，但对其成分结构研究较少，虽然现在未见其在化妆品功效中的研究，但是从对鞣质的研究可发现，艾叶鞣质在抗氧化、抗过敏、抑菌等化妆品原料的开发中也有一定的前景。

（五）艾灰

艾灰是艾草烧过（艾灸）之后留下的灰烬。艾灰具有抑菌、抗炎、止血、促进伤口恢复等功效。梁茵探讨失禁性皮炎患者外敷自制艾灰加茶籽油调糊的治疗效果时发现，治疗组较对照组愈合情况较好，愈合时间短，平均愈合时间为 3.45 天，皮炎复发率为 10%，有效率高达 90%，无不良反应。艾灰在护肤品中的民间偏方应用很多，多用于洁面、美白、祛痘、治疗宝宝红屁股等，但少有文献能证实其相关机理及效果，验证及探索艾灰的相关应用值得进一步研究。

（六）其他

艾叶中含有丰富的 Zn、Cu、Mn、Fe、Mg、Ca 等微量元素，含有微量元素的化妆品，有助于为肌肤补充大量微量元素，加强肌肤自身的抵抗力与修复力；艾叶中还含有氨基酸、维生素、生物碱、绿原酸等活性物质，有助于调理肌肤或给肌肤补充营养。

🔘 艾草化妆品原料的市场发展情况

实际上，艾草作为化妆品领域的一种常见原料，早已存在多时。在《已使用化妆品原料名称目录》（2015 版）中，艾草原料一般以以下四种方式体现在化妆品的成分表里：

表 5 – 2　艾叶提取物作为化妆品原料对应的 INCl 名称

中文名称	INCI 名称
艾（ARTEMISIA ARGYI）叶油	ARTEMISIA ARGYI LEAF OIL
艾（ARTEMISIA ARGYI）叶提取物	ARTEMISIA ARGYI LEAF EXTRACT
北艾（ARTEMISIA VULGARIS）提取物	ARTEMISIA VULGARIS EXTRACT
北艾（ARTEMISIA VULGARIS）油	ARTEMISIA VULGARIS OIL

艾叶油及北艾油一般是指艾叶挥发性油，俗称艾草精油，艾草精油也是目前市面上应用最广泛的艾草化妆品原料。国内市面上艾草精油的原料绝大多数都是采用水蒸馏的方法获取，极少数利用其他方法，比如 CO_2 超临界萃取等技术提取。因为艾草品种、种植采收、提取方法等的不同，艾草精油的外观气味、理化性质、成分含量均有不同，产品质量参差不齐，价格也存在着很大的差异。

艾叶提取物和北艾提取物一般包括除艾叶挥发性油之外的相关提取物原料，比如我们所熟知的艾草纯露、艾草提取液等，种类较多，这些原料根据提取方式的不同，含有不同的艾叶功效性成分。

艾草纯露是水蒸馏提取艾草精油的副产物，含有艾草水溶性挥发成分，外观无色透明，是目前应用较多的艾草原料之一。

市面上很少有高纯度的黄酮类或多糖类原料，多是以液体的形式如艾草提取液或者比例提取物的形式如艾草提取物作为化妆品原料添加，通常含有多种艾草功效性成分，成分因提取方式不同存在差异。艾草提取液一般为棕色至深棕色液体，艾草比例提取物的规格一般为10∶1或者20∶1，为黄棕色粉末。但由于成分种类复杂，对配方的稳定存在不同程度的影响，所以艾草提取液及艾草提取物的这类原料在化妆品中应用相对较少。

三　艾草化妆品市场发展情况

含中药成分的化妆品在崇尚自然的当代社会，越来越为全世界消费者所喜爱，成为许多化妆品研发机构的研究热点和重点。我国拥有几千年的中医药历史和丰富的中药资源，在中药化妆品原料及其产品的研究开发方面有着不可比拟的优势。

在艾草护肤品的传统应用上，中、日、韩三国都有不同的应用特色。日本应用艾草更多侧重于保健及环保方面。韩国则普遍应用艾草来美容，主要体现在两个方面：其一，喝艾草汁。韩国女性喜欢将新鲜的艾草煮熟后榨汁喝，这被认为具有很好的抗菌消炎之功效；其二，艾草面膜。取生艾草煎水候温可以用来熏洗皮肤湿疹，有减轻瘙痒和消除皮损的作用。用艾草进行皮肤护理，每星期 1～2 次，可以改善雀斑等皮肤顽症。特别是对于混合性皮肤，用艾草水洗脸，可以帮助缓解丘疹等皮肤问题。

我国自古就有艾草制剂的药用记载，东汉张仲景的《金匮要略》载有胶艾汤。东晋葛洪《肘后备急方》中记载了治疗白癜风的酒剂。艾草制剂有传统和现代之分，传统艾草制剂分为汤剂、丸剂、膏剂、酒剂、灸剂、熏洗剂、香囊剂、散剂等，而现代制剂分为合剂、注射剂、片剂、胶囊剂、灌肠剂、洗剂、颗粒剂、气雾剂、喷雾剂、茶剂、艾叶油制剂及其他艾草保健品制剂。

随着人们对美的追求，市场上开始涌现出了不同形式的含艾草成分化妆品。其中洗护系列的产品最为广泛，香薰及按摩用的艾叶油、祛痘产品、洗发沐浴类、婴幼儿洗护系列产品占据目前市场上艾叶化妆品的大部分。但整体来说，最初的艾草化妆品产品类型较为单一，使用和喜爱的人群也受到一定的限制，且缺乏有影响力、高品质的产品。

但随着化妆品市场对于原料关注的不断提升，带有"绿色""安全""天然"的标签一直以来深受追捧。尤其是随着环境的不断恶化，敏感肌肤人群越来越多，消费者对敏感肌的关注度不断提升。绿色天然安全性高的成分和产品是现在人们更为关注和喜欢的产品类别。据全球市场调查机构 Future Market Insights 公布的《天然化妆品市场：2013—2017 年全球行业分析及 2018—2027 年机会评价》报告称，2019 年天然化妆品市场规模将达到 360 亿美元，2027 年将达到 544.322 亿美元。

近年来，含艾草的化妆品数量明显增多，从保健、洗护、日护甚至是彩妆，含艾草的产品基本涵盖了所有的化妆品类型。更多的年轻人也开始关注喜爱艾草相关的化妆品。

韩国市场上，2018 年以来，爱茉莉太平洋、ABLE C&C 和 VELY VELY 等多家韩国化妆品企业纷纷以"艾蒿"为原料推出新产品，由此在韩国化妆品行业刮起一阵"艾蒿"热潮。此外，许多耳熟能详的韩国品牌均在使用艾草原料。其中，不仅有雪花秀（Sulwhasoo）、后（Whoo）、兰芝（Laneige）这类中高端品牌，还有悦诗风吟和得鲜等大众品牌的身影。业内人士分析，以艾草为原料的化妆品规模预计将持续扩大。

在中国市场，查询"国产非特殊用途化妆品备案信息服务平台"发现，以"艾草""艾叶""艾蒿"等命名、以艾草作为主要功效推广的产品其实很多，不少知名品牌都有推出相关产品，尤其是从 2018 年到 2020 年初，艾草相关化妆品的备案数量呈明显上升趋势，占据了已备案的艾草产品半壁江山。

汇总市面上现有的艾草化妆品，艾草原料应用于化妆品产品一般有两种形式：一种是将艾草原料和其他的原料进行复配，可转化为不同形式的化妆品。艾草现有的化妆品类型十分广泛，基本涵盖了我们日常洗护和护肤、美容、美体的所有产品，适用人群非常广泛。值得关注的是，越来越多的彩妆中也开始引入艾草，提高彩妆产品的护肤性能；另一种应用方式是，直接将提取的艾草原料作为护肤品进行推广，例如艾草精油、艾草纯露、艾草萃取液等只含单一原料的产品。这些产品往往比其他的护肤品在使用方式的多样性上体现出更多优势，消费者在使用中还可以根据自己的喜好和需求重新进行个性化的护肤品调配，更加满足现在人们对个性化护肤的需求。

在功效应用方面，艾草原料展现出更加全面的优势，在不同的产品中有着不同的应用：由于艾草原料有广谱的抗菌性，可以用作化妆品的防腐剂和抗菌剂，还多应用于祛痘产品；艾草原料还具有优异的抗炎作用，多应用于抗炎产品中；含有艾草的化妆品对于敏感肌有显著的镇静作用，有助于维持肌肤水油平衡；此外，艾草原料能促进胶原蛋白的合成，可用于活肤和抗衰老的护肤品；艾草原料具有一定的抗氧化和美白的功效，可用于美白亮肤或是淡化痘印类中的护肤品；艾草还富含维生素和矿物质，有助于人体新陈代谢、血液循环，在美体产品中也多有应用。

总的来说，目前艾草化妆品最广泛的产品功效集中于抗炎抑菌、舒缓修复、平衡水油等，不仅小众品牌对艾叶相关原料的应用越来越多，而且许多国内外尤其是日、韩知名化妆品品牌也对其青睐有加，以艾草相关提取物为单一原料的产品，以及以其为主打原料的系列产品开始更多地推向市场，并得到良好的市场反馈。

第三节　艾草在养生健康产品中的应用

　　国家统计局数据显示，2019 年末，我国 60 岁及以上老年人口高达 25 388 万人，占总人口比重的 18.1%，并且根据《中国发展报告 2020》预测，2025 年将突破 3 亿，2053 年将接近 5 亿，占总人口比重超过 1/3。中国人口老龄化趋势不可逆转。伴随老龄化而来的老年疾病，将给家庭和社会带来巨大的压力和负担。刘德培院士等提出"从治已病前移到治未病和养生保健，把人口与健康的工作重点放到城乡社区，从治未病的高度来促进人民健康并发展中医"。同时，2016 年，国务院先后发布的《中医药发展战略规划纲要（2016—2030 年）》和《"健康中国 2030"规划纲要》中都强调了中医药健康服务体系在治未病中的主导作用、在重大疾病治疗中的协同作用以及在疾病康复中的核心作用需要得到充分发挥。因此，采取积极措施，防治疾病的发生发展，"治未病"对保障人民身体健康、减轻国家财政压力、促进中医的发展均具有重要意义。"治未病"日常保健也日益引起大众的重视，而艾草在日常保健中也是应用非常广泛的。

一　艾灸

　　南朝陶弘景《名医别录》载"艾，主灸百病"，明朝《医学入门》中也记载"药之不及，针之不到，必须灸之"，等等，许多医学典籍都记载了艾灸的重要性。将艾叶加工成绒状，称为艾绒，是艾灸疗法的主要原料。艾灸是以经络、脏腑、全息理论为指导，以温通经脉、驱散寒邪为目的，用艾条或艾炷在身体某些特定腧穴或部位上施灸，借助其温热性效应，通过激发经气的活动来调整人体生理功能的平衡，以达到温通气血、颐养脏腑、扶正祛邪、调和阴阳的目的。2014 年国家中医药管理局发布《中国公民中医养生保健素养》，提倡在中医理论指导下，通过艾灸等方法进行中医养生保健，从而达到增强体质、预防疾病、延年益寿的目的。

🔹 二 其他日常保健用品

艾灸保健是从古至今都一直沿用的一种防未病的养生方法，随着社会不断发展，生活水平的不断提升，人民对日常保健也有了新的需求，使得艾草的日常保健产品也开发出了众多新产品。

1. 艾草足浴包

足浴疗法历史悠久，我国传统医学典籍记载："人之有脚，犹似树之有根，树枯根先竭，人老脚先衰。"中医经典著作《黄帝内经》亦记载："阴脉集于足下，而聚于足心，谓经脉之行；三经皆起于足。"中药足浴疗法是以中医理论为基础，采用中草药进行治疗、保健的一种绿色疗法。我们足掌有 300 多处穴位、67 个反射区，是我们全身的一个缩影。用传统的方法，如按压、针刺、艾灸、足浴等刺激这些穴位，可使体内外各种器官达到阴阳调节的效果。中药足浴由于温热作用及按摩刺激反射区，促进药物成分的吸收，通过皮部及经络传输到全身，调节各脏腑器官的功能，提高机体免疫力，从而起到保健作用。

目前市场上常见的艾草足浴包以艾叶、红花、干姜、益母草等组合，做成药包的形式，每次一包，可用于泡脚或泡澡，老少皆宜，使用非常方便。主要功效是驱寒祛湿、改善睡眠、缓解疲劳等。

2. 艾草保健枕

目前市场上有两种常见类型，第一种是直接将陈艾叶单独或者和其他中药材组合填充到枕芯中，通过熏香达到助眠的效果。第二种就是将艾绒单独或者和其他中药材组合填充到枕芯中，并安装发热装置，通过红外热敷、按摩的方式进行，从而达到缓解失眠、颈椎劳损、脖子疼痛等作用。

3. 艾草贴

艾草贴有艾草颈椎贴、艾草腰椎贴、艾草肚脐贴和艾草膝盖贴等几种类型，基本上是通过发热的方式进行热敷，达到温灸的效果。主要功效是祛湿驱寒，缓解疼痛、疲劳。

4. 艾草保健腰带

艾草保健腰带主要是将艾绒与加热装置相结合制作成腰带，通过加热艾绒达到保暖、驱寒散寒的效果，有效改善腰肌劳损、痛经等症状。

5. 艾草蒸汽眼罩

艾草蒸汽眼罩主要是将艾绒或者艾叶粉或添加其他中药材，加入发热铁粉制成，主要是缓解眼部疲劳、眼部干涩发痒等症状。

上述几种艾草保健用品相比于艾灸，使用更为方便，同时效果也比较明显，非常受大众的喜欢。

第四节　艾草在食品中的应用

🔵 一 艾草食品的新型产品开发

艾草是我国人民最喜爱的野生药用植物之一，其化学成分主要是挥发油，其次还有黄酮类、鞣质类、三萜类、桉叶烷等。艾草具有温气血，散寒止痛、安胎、止血、抗菌抗病毒、平喘镇咳祛痰、止血与抗凝血、免疫调节、抗过敏、镇静、护肝利胆、清除自由基等功效。由于其成分功效众多，吸引着各个领域的人们对其不断研究开发。对于艾草食用方面的应用，最早主要是通过煎汤服用，或者将其制作成面饼食用。艾叶中含有桉油精以及水芹烯等芳香挥发油的成分，可制成口香糖等。我国民间还利用艾草配以其他草药或食品用来治疗慢性气管炎、痢疾、神经性皮炎等病症。此外，国外市场上，对艾草开发利用最多的是韩国和日本，以艾草为主要原料的产品主要集中在食品和医药产品上，艾草提取物主要作为保健品添加剂，用来做加工减肥食品。在韩国，主要用艾草来增加料理的味道和营养。

艾叶在我国古代是比较常见的，很多书籍也记载了"艾叶酒、艾叶糕"的食用记录。在现代，清明节前后，广东、广西以及福建都有食用艾饼、艾粑的习俗。近年来，随着人们保健意识增强，食用艾叶的习俗开始从乡村往城市转移，偏僻山区的艾叶糍粑、艾叶煎蛋、艾叶丸子、艾叶糖水等逐渐出现在许多大城市的酒桌上，深受食客的欢迎。据有关记载，我国民间比较流行的艾叶类食疗产品有近30种，深受食疗爱好者的喜爱。

艾草供作食用，最为普遍而常见的是早春采摘嫩叶芽制作"清明果"；如今已有多数人将嫩叶芽剁碎用于炒蛋、用艾草煮蛋、用艾梗制作鸡汤煲，还有艾叶甜汤、艾叶阿胶粥、艾叶蒜汤、艾叶红糖水、艾叶饼等食谱佳肴。经常食用具有健胃、促进胃分泌、增进食欲、暖宫安胎、防癌、增强免疫力，预防感冒、降血压、降血脂、滋阴补虚、益肺、润肤美容等功效，不失为一种典型的保健型蔬菜之一。继承古法技艺而又富于时尚元素的艾草茶、艾草面、艾草糕点、艾叶汤、艾叶酒、艾叶醋等新型养生食品问世，成为国内艾草食品行业的领跑者。下面介绍一些知名艾叶食品的做法和功效。

艾叶糕点类主要包括艾草糯米糍粑、艾豆糕、艾草酸奶等。

目前市场上最常见的艾叶食品就是艾草糯米糍粑，艾草糯米糍粑即清明茶果，其主要做法是将艾草烘干粉粹制成粉或者将艾草打成汁，搀进食材中，制成青团。艾草制成的糯米糍粑，糯韧绵软，色泽油绿，清香扑鼻，同时又保留了艾草的优良功效。

艾豆糕，主要做法就是把嫩艾草洗干净煮熟，除去水分、捣碎，随后加入糯米面中，团成饼状，再加入绿豆馅，蒸熟即食。此品含有绿豆，能够清凉解暑，艾草能够散寒祛湿，并且本品微甜爽口而不腻，是非常不错的开胃糕点。

酸奶本身就有促进消化的作用，艾草酸奶不仅包含了酸奶的优点，而且还具有保护肠胃、防癌抗癌和促进钙吸收的作用。艾草酸奶具有艾草的香味和酸奶的酸甜可口。对于肠胃不适、消化不好的人具有非常好的食疗作用。本品的主要做法是将一定量的艾草粉末和蜂蜜加入一定量的牛奶中，再加入酸奶或者乳酸菌，搅拌均匀，保持恒温进行发酵成艾草酸奶。

总体来说，艾叶面食的做法相对简单，受到大多数酒家以及家庭聚餐的青睐，艾叶面食主要包括艾面、艾花卷、艾煎饼、艾水饺、艾烙饼等。

艾面，做法简单且良好保留艾草的作用。其主要做法是将鲜嫩的艾叶捣碎成汁，将其与面粉混合成面团，擀成面片，切成长面条下锅煮熟即可，另外可以配上卤汤或者其他调味品。艾叶面条对于心腹冷痛、泄泻转筋、月经不调、崩漏带下、胎动不安等情况有一定的食疗作用。

艾花卷的做法和艾草馒头的做法大致相似，主要做法就是将艾草洗净煮熟，将煮熟的艾草加入面粉中，加酵母进行发酵。发酵完成后，将其制成花卷状，醒发 15 分钟，入锅蒸熟。艾花卷的制作比较简单，颜色鲜艳好看，不仅具有艾草的香味，而且还有助消化、增强免疫等食疗作用。

艾叶不仅可以加在面粉中制作成主食，而且可以制作成各种各样的粥，主要有艾草粥、艾草阿胶粥、姜艾粥、艾草菊花粥、枸杞子艾草粥等。这些粥类的做法大同小异，艾草粥不仅保留了艾叶的功效，同时又增添了辅料的作用。

艾叶除了煮粥还可以制作成艾叶茶。艾叶茶，以五月之前采摘的新芽为佳，且野生艾优于种植艾，将采集好的艾叶晒干，每次取 3g 左右，沸水冲泡代茶饮。艾叶苦辛而温，有暖气血而温经脉、逐寒湿而止冷痛的作用。对寒性的胃脘痛、腹痛、月经不调等皆有良好治疗效果。另外，对空调病、湿疹、斑疹、肩膀僵硬、冷虚症、腰痛、疲劳等症状也具有很好的缓解作用。艾叶茶还有去浮肿的作用，女性在生理周期前后或熬夜加班后，如果出现浮肿，可以试试喝艾叶茶来消肿。因此，从女性的角度来讲，称艾叶为女性的"养生草"一点不过。

同时，艾草也可以应用在食品保鲜中，日本利用艾草制造出一种食品保鲜袋，由 60% 的可降解塑料、20% 的艾草粉末及 20% 的添加物混合加工而成，这种保鲜袋能够将食物保鲜期延长 2 倍。潘显辉等取丁香和艾叶各 500g，粉碎后以乙醇和蒸馏水超声提取所得提取物制备成复合涂膜保鲜剂，结果表明复合涂膜保鲜剂处理改善了番荔枝的品质，降低了裂果率、软果率、烂果率、霉果率、失重率和可溶性固形物的转化速率，保持了有机酸及 VC 的含量，抑制了呼吸强度，减少了 MDA 的含量，有效延缓了果实的成熟和衰老。宁诚等利用艾叶醇提取物和水提取物对肉肠的保鲜作用研究发现：艾叶醇提取物及水提取物可抑制肉肠中细菌的繁殖，减缓脂肪氧化与蛋白质分解，具有良好的保鲜效果。艾草能作为保鲜剂主要是因为艾叶中的主要有效成分有挥发油、生物碱、鞣质、黄酮等，这些成分都具有很好的抑菌及抗氧化的效果。

虽然艾草食用历史较久，但根据《新食品原料安全性审查管理办法》第二十二条"传统食用习惯，是指某种食品在省辖区域内有 30 年以上作为定型或者非定型包装食品生产经营的历史，并且未载入《中华人民共和国药典》"的规定，艾草不能作为食品原料，但是人们可以通过充分了解艾草，决定是否继续选择艾草食品。

艾叶食用是否有毒，至今仍无详尽论证。如前文第三章中艾叶的毒性研究章节所述，不能简单地就毒性而论毒性，对于食用艾叶的安全性需要更加深入的研究去规范其安全的使用剂量。

现代主要通过实验证明艾叶中主要的有毒成分是侧柏酮、樟脑等挥发性成分。经调查发现，这些挥发油成分在一些食物中是含有的，只具有一定的含量。从时间性和使用量来说，民间对于艾草的食用量、食用品种以及制作方法基本上都是安全的，主要是因为我国民间食用艾草是有时限性和时令性的。此外，在对艾草进行蒸、煮后，侧柏酮和樟脑的含量已经微乎其微了。

总的来说，食不过量是关键，不论食用还是药用艾草，都要控制在一定的剂量之内才是安全的。

艾草在保健食品的产品开发

保健品即保健食品，是食品的一个种类，具有一般食品的共性，能调节人体的机能，适用于特定人群食用，但又不以治疗疾病为目的。

李时珍对艾叶作了高度评价："服之则走三阴，而逐一切寒湿，转肃杀之气为融和，则透诸经，而治百种病邪，起沉疴之人为康寿，其功亦大矣。"现代多用艾叶制成保健品。

艾叶具有消除浮肿、促进血液循环的功能，因此艾叶提取物可以被制作成保健食品添加剂，制作减肥保健品。主要制作方法是将艾草粉碎，用乙醇、水等加热，得到提取物，内含咖啡酸、咖啡单宁酸等具有减肥功能的物质，将其制成添加剂，用来加工减肥食品。因咖啡酸等成分可使体内糖类完全分解，防止并抑制胆固醇等的生成，促进血液和肝脏的类脂化合物代谢等，从而达到减肥效果。

艾叶红糖保健品，主要使用艾叶和红糖两种原料制作而成，不但滋阴补血、健脾暖胃，还具有芳香温散、祛湿散寒、温经止血、活血止痛、健胃强壮等功效，还可增强人体免疫力、发挥防病强身的作用，因而具有很好的推广使用价值。

艾叶凉茶也属于保健品的领域，搭配陈皮、葛根等，具有清热解毒，提高免疫力的功能。

以艾叶为主要原料制备的保健酒，口感好，味道醇香，而且具有缓解疲劳的功效。

此外，根据艾叶的清新味道及杀菌作用，可制作成口香糖或者咀嚼片，既可以清新口气，去除口臭，又可以保留艾叶的作用。

随着艾叶的产业化发展，无论高校还是公司，对艾叶的研究不断深入，大量艾叶保健品相关的专利也在不断申请中。以下主要介绍一些艾叶保健品专利。

一种中药保健品及其制作方法，主要包括艾叶、白豆蔻、黄连，其制备方法包括以下步骤：第一步，艾叶选三年的制作成绒，再与黄连、虎杖、决明子酒炒；第二步，将夏枯草醋炒；第三步，将番泻叶煮水，然后用番泻叶水蒸何首乌；第四步，将荷叶、肉桂、白豆蔻单分，与其他药物打成粗粉，上药修治后共末和匀过筛；第五步，热炒装入布包，固定后加入红外线加热腰带中，得到中药保健品的成品。该中药保健品能够被人体有效吸收且无毒副作用，能够很好地调节人体的内分泌，起到调理身体的作用。

一种艾叶凉茶及其制备方法，主要由艾叶、陈皮、金银花、葛根、山药、当归和冰糖组成。该发明提供的艾叶凉茶配伍合理，各组分协同起健胃消食、止咳平喘、调节肠胃、清热解毒，提高免疫力的功能，对四季感冒、中暑、发热、头痛眩晕、咳嗽具有很好的改善作用，尤其对长期咳嗽和支气管哮喘具有显著的改善作用。

一种艾叶保健酒及其制备方法，该保健品主要由艾叶、杜仲、沙苑子、茯苓、黄精、沙参、何首乌、松果菊、枸杞和甘草组成。通过实验证明，该保健品能显著延长小鼠的负重游泳时间，减少血乳酸的生成，增加运动后小鼠肝糖原的储备并降低运动后小鼠的血清尿素氮的含量，具有缓解疲劳的功效，且其稳定性高，口感良好，值得大力推广应用。

一种艾叶茶包及其制备方法和用途，该艾叶茶包主要由艾叶、薏苡仁、山药、黄芪、槐花、杜仲、川芎、郁金、葛根、巴戟天和甘草组成。该茶包具有利水消肿、健脾祛湿、益肾升阳、提高免疫力的功效，对慢性肾炎具有显著的改善作用。此外，该艾叶茶包中的槐花清香甘甜，可以有效提高艾叶茶包的适口性。该艾叶茶包具有毒副作用小、适用人群广的优点，适合长期饮用，对慢性肾炎具有较好的治疗效果。

一种玫瑰艾叶养颜茶及其制备方法，该发明提供的玫瑰艾叶养颜茶主要由玫瑰花、艾叶、绿茶、洋甘菊、罗汉果、陈皮和冰糖组成。该发明提供的玫瑰艾叶养颜茶配伍合理、科学，各组分相互作用协同起理气解郁、清热排毒、健脾降火、行气活血、消肿祛湿的功效。经试验发现，该发明提供的玫瑰艾叶养颜茶具有较强的抗氧化作用，可以有效清除肌肤产生的自由基，从而起到抑制黑色素滋生、淡化色斑的效果，尤其对辐射斑具有显著的改善作用。

一种含有艾叶提取物的咀嚼片，该咀嚼片主要包括艾叶提取物、艾叶粉、肉苁蓉、鹰嘴豆、酸角、绞股蓝、山药、甘草、矫味剂、微晶纤维素、黏合剂和润滑剂。该咀嚼片口感细腻，表面光滑美观，色泽一致，崩析性良好，而且其抗氧化活性成分含量高，具有延缓衰老，提高免疫力以及降压、降血糖和降血脂等功效，尤其适用于中老年人。同时，该发明为无糖咀嚼片，糖尿病患者和肥胖症患者也可长期安全服用。

通过调查发现，世界范围内申请艾叶相关专利最多的国家就是中国，专利数量达到 15 902 件；其次是韩国，其专利数量只有 2 326 件，这也间接反映出艾草在我国的应用研究最为深入，也说明艾草是我国特有的具有文化传承的中草药。通过对技术稳定性、技术先进性和保护范围三个方面 20 余个参数进行分析，根据专利价值的综合评价指标，国内艾叶相关专利申请人的竞争实力排在前三的是 kvasenkov oleg ivanovich、广州暨南生物医药研究开发基地有限公司以及长沙协浩吉生物工程有限公司。

综上所述，目前为止对艾叶的研究是多方面的，但是对艾叶保健品的开发主要集中于减肥产品，相信通过不断研究，将会有更多功能的艾叶保健品问世。

参 考 文 献

一、中文参考文献

［1］陶弘景. 名医别录辑校本. 尚志钧，辑校. 中国中医药出版社，2013.

［2］李时珍. 本草纲目（校点本）. 人民卫生出版社，1987.

［3］苏颂. 本草图经. 尚志钧，辑校. 安徽科学技术出版社，1994.

［4］陈嘉谟. 本草蒙筌. 人民卫生出版社，1987.

［5］世余. 中国针灸史. 天津科学技术出版社，1989.

［6］卫生部药典委员会. 中华人民共和国药典. 人民卫生出版社，1977.

［7］国家药典委员会. 中华人民共和国卫生部药品标准. 人民卫生出版社，1991.

［8］何清湖. 中华医书集成. 中国古籍出版社，1999.

［9］何清湖，周慎. 中华医书集成：综合类. 中医古籍出版社，1999.

［10］楼钥. 北行日录. 中华书局，1991.

［11］骆和生，王建华. 中药方剂的药理与临床研究进展. 华南理工大学出版社，1991.

［12］马王堆汉墓帛书整理小组. 五十二病方. 文物出版社，1979.

［13］梅全喜. 艾叶的研究与应用. 中国中医药出版社，2013.

［14］陶弘景. 名医别录. 中国中医药出版社，2013.

［15］杨仓良. 毒药本草. 中国中医药出版社，1993.

［16］杨时泰. 本草述钩元. 科技卫生出版社，1958.

［17］谢观. 中国医学大辞典. 中国中医药出版社，1994.

［18］姚新生．天然药物化学．人民卫生出版社，2006.

［19］张仁，刘坚．中国民间奇特灸法．上海科学技术出版社，2004.

［20］章逢润，耿俊英编．中国灸疗学．人民卫生出版社，1989.

［21］贺普仁．灸具灸法．科学技术文献出版社，2003.

［22］孙竹娟．艾叶挥发油穴位热透治疗类风湿关节炎的疗效观察．成都中医药大学，2006.

［23］缪卫群，沈华浩．艾叶提取物 α－萜品烯醇平喘作用及机理研究．2005 年浙江省内科学学术年会论文汇编，2005.

［24］吴桂花．艾叶挥发油和多糖提取工艺及生物活性研究．华东理工大学，2010.

［25］赵恒晨．河南汤阴县产业精准扶贫研究．河南师范大学，2018.

［26］张旭．艾灸"关元"和"足三里"穴对 DSS 诱导溃疡性结肠炎大鼠 Th1/Th2 免疫平衡的影响．辽宁中医药大学，2019.

［27］洪宗国，江丹．艾叶燃烧产物化学成分的分析．第八届全国针灸科研与临床研讨会，2011.

［28］刘志成．艾叶中黄酮和多糖的提取及分析．湖南师范大学，2009.

［29］国家药品监督管理局．国家中成药标准汇编．国家药品监督管理局，2002.

［30］李鸿儒．长期吸入艾灸烟雾对成都地区医护人员健康情况影响的现况调查．成都中医药大学，2012.

［31］许焕芳．艾燃烧生成物抗衰老效应机制及嗅觉通路作用途径研究．北京中医药大学，2012.

［32］袁晔．新型净烟艾灸器的研发与探索．河南中医学院，2012.

［33］杨小金．蕲艾挥发性成分及质量标准研究．湖北中医药大学，2014.

［34］艾潇，李江山，张亮，等．隔药饼灸对动脉粥样硬化兔主动脉内皮细胞 NF－κBmRNA 及 MMP－2mRNA，MMP－9mRNA 的影响．中国中医药现代远程教育，2015（201）.

［35］白玉，熊燕，李媛，等．基于肾虚血瘀理论探讨艾灸对实验性类风湿性关节炎家兔抗炎镇痛的作用机制．中华中医药学刊，2019，37（1）.

［36］柏文婕，邹卓诚．艾灸温通疗法治疗膝关节骨性关节炎的疗效观

察. 时珍国医国药, 2015 (2).

[37] 蔡龙绍. 糖尿病及其并发症的针灸治疗. 糖尿病新世界, 2016 (21).

[38] 曹玲, 于丹, 崔磊, 等. 艾叶的化学成分、药理作用及产品开发研究进展. 药物评价研究, 2018, 41 (5).

[39] 常小荣, 刘密, 严洁, 等. 艾灸温补作用的理论探源. 中华中医药学刊, 2011, 29 (10).

[40] 常小荣, 刘密, 严洁, 等. 艾灸温通温补效应的作用机制及其规律研究. 世界中医药, 2013 (8).

[41] 陈波, 谢西梅, 李佳霖. 艾灸治疗对兔 KOA 软骨损伤及 TNF - α, TGF - β1 和 IGF - 1 表达调节作用的实验研究. 江苏中医药, 2009 (6).

[42] 陈盼碧, 宣锦, 史林威, 等. 热敏灸对过敏性鼻炎大鼠血清 IgE、IL - 4 含量的影响. 中国现代医学杂志, 2017, 27 (4).

[43] 陈小露, 梅全喜. 艾叶化学成分研究进展. 今日药学, 2013 (12).

[44] 陈英. 艾灸至阴穴治疗胎位不正 80 例. 陕西中医, 2007, 28 (3).

[45] 陈玉飞, 汪慧敏, 杨婷, 等. 隔药饼灸治疗气滞血瘀型慢性盆腔炎临床观察. 上海针灸杂志, 2013, 32 (10).

[46] 成建国. 复方艾叶油乳膏的兔皮肤毒性研究. 中国药房, 2009, 20 (21).

[47] 程慧. 艾叶中黄酮类化合物研究进展. 光明中医, 2014 (9).

[48] 崔俊波, 陈宝贵. 陈宝贵补肾散寒活血法治疗下焦虚寒经验. 湖北中医杂志, 2015, 37 (1).

[49] 戴卫波, 李拥军, 梅全喜, 等. 12 个不同产地艾叶挥发油的 GC - MS 分析. 中药材, 2015 (12).

[50] 戴喜末, 熊子文, 罗丽萍. 响应面法优化野艾蒿多糖的超声波提取及其抗氧化性研究. 食品科学, 2011, 32 (8).

[51] 丁定明, 李思康, 张正龙, 等. 督脉铺灸治疗变应性鼻炎及对免疫功能的影响. 针刺研究, 2016, 41 (4).

[52] 丁菊英, 赵粹英. 艾灸对老年人红细胞免疫及自由基的影响. 上海针灸杂志, 1995, 14 (1).

[53] 丁元刚，马红梅，张伯礼. 樟脑药理毒理研究回顾及安全性研究展望. 中国药物警戒，2012，9（1）.

[54] 董金和. 艾中毒死亡1例. 刑事技术，1988（2）.

[55] 范欢欢，夏桂成，谈勇，等. 国医大师夏桂成调理经期用方探析. 中华中医药杂志，2017（9）.

[56] 符吴英，阮碧波，张莉，等. 中药艾的抗炎免疫研究进展及临床应用. 亚太传统医药，2016，12（10）.

[57] 付勇，章海凤，张波，等. 热敏灸治疗慢性前列腺炎不同灸量的临床疗效观察. 江西中医学院学报，2012，24（1）.

[58] 甘昌胜，尹彬彬，张靖华，等. 艾叶精油蒸馏制取对相应水提液活性成分的影响及其抑菌性能比较. 食品与生物技术学报，2015，34（12）.

[59] 高黎，梅国强. 梅国强教授治疗月经病经验述要. 光明中医，2012，27（1）.

[60] 高凌，马淑丽，常佳婧，等. "双药双穴"天灸疗法对改善冷哮患儿血 IgA，EOS 水平及肺功能的临床研究. 世界中西医结合杂志，2017，12（2）.

[61] 高梓珊，甘君学，郭江燕，等. 艾灸调控 IL－17 对实验性 RA 大鼠血清 RANKL 和 TGF－β 含量的影响. 南京中医药大学学报，2016（6）.

[62] 葛朝珍，倪晓平，孙建荣，等. 艾条熏蒸法用于室内空气消毒的实验评价. 中国预防医学杂志，2004，5（2）.

[63] 龚彦胜，黄伟，钱晓路，等. 艾叶不同组分对正常大鼠长期毒性实验研究. 中国药物警戒，2011，8（7）.

[64] 龚彦胜，张亚囵，黄伟，等. 艾叶不同组分致小鼠肝毒性氧化损伤机制研究. 中国药物警戒，2011，8（7）.

[65] 郭迪，南征. 南征教授治疗慢性肾脏病经验. 中华中医药杂志，2016，31（5）.

[66] 郭佳，王磊，张莉，等. 艾灸预防大鼠脑缺血再灌注过程中炎症反应的实验研究. 中国针灸，2003，23（6）.

[67] 郭礼娜，刘薇薇，谭成富，等. 艾灸，电针预处理对急性胃黏膜损伤大鼠 TGF－α，PCNA 的影响. 湖南中医药大学学报，2016（4）.

［68］郭龙，焦倩，张丹，等．基于指纹图谱和多组分含量测定的艾叶药材质量控制研究．中国中药杂志，2018（5）．

［69］郭敏，韩金凤，陈宝贵．陈宝贵教授运用桃核承气汤验案举隅．内蒙古中医药，2016，35（5）．

［70］哈略，赵百孝．艾灸对动脉粥样硬化小鼠炎性反应因子及 MMP - 9 的实验研究．世界中医药，2016（8）．

［71］韩丽，胡海，杨佳，等．艾烟中的可吸入颗粒物诱发体外微核的实验研究．中国针灸，2016，36（5）．

［72］韩轶，戴璨，汤璐瑛．艾叶挥发油抗病毒作用的初步研究．氨基酸和生物资源，2005，27（2）．

［73］韩宇健，张红玉，梁学芹，等．灸法对恶性肿瘤免疫功能的影响．长春中医药大学学报，2015，31（1）．

［74］何璐，胡玲，周军，等．艾灸三阴交和关元对围绝经期综合征性激素水平的影响．云南中医学院学报，2014，37（3）．

［75］何湘蓉，隆雪明，刘湘新．艾叶挥发油对小鼠生理生化指标影响．中兽医医药杂志，2009，28（5）．

［76］何正有，张艳红，魏冬，等．三种不同提取方法制备的艾叶挥发油化学成分分析．中国医药生物技术，2008，3（4）．

［77］贺成功，蔡圣朝，龙红慧，等．灸法温泻温通温补作用浅议．山东中医药大学学报，2013（6）．

［78］洪金标，彭宏，易受乡．艾灸对机体产生的多重效应及其机理探讨．中华中医药学刊，2010，28（2）．

［79］洪文学，蔡建红，景军．艾灸的热辐射光谱特性研究．应用光学，2004，25（4）．

［80］洪宗国，魏海胜，张令令，等．不同采集期艾叶挥发油含量和化学成分的研究．中南民族大学学报：自然科学版，2013，32（2）．

［81］洪宗国，杨梅，农熠瑛，等．蕲艾燃烧灰烬提取物抗自由基作用．中南民族大学学报：自然科学版，2008，27（3）．

［82］洪宗国，易筠，王东．蕲艾总鞣酸对羟自由基和超氧阴离子自由基的清除作用．中南民族大学学报：自然科学版，2011（1）．

［83］胡倩，刘大会，曹艳. 艾叶黄酮类化合物的研究进展. 食品安全质量
检测学报，2019，10（12）.

［84］胡岗，尹美珍，喻昕，等. 艾叶多糖体外抗氧化作用研究. 时珍国
医国药，2015，26（11）.

［85］胡海，赵百孝，邬继红，等. 艾烟冷凝物对肺泡Ⅱ型上皮细胞
A549 活性及凋亡的影响. 北京中医药大学学报，2012（6）.

［86］胡献国. 妇科病艾叶药膳方. 东方药膳，2006（1）.

［87］胡新国. 妊娠腹痛的饮食疗法. 药膳食疗，2003（4）.

［88］黄菁，陈友香，侯安继，等. 蕲艾挥发油对小鼠的免疫调节作用.
中药药理与临床，2005，21（2）.

［89］黄伟，张亚囡，王会，等. 艾叶不同组分单次给药对小鼠肝毒性
"量—时—毒"关系研究. 中国药物警戒，2011，8（7）.

［90］黄卫. 碱溶酸沉—微波辅助萃取艾叶中总黄酮的工艺研究. 光谱实
验室，2008，25（4）.

［91］黄显章，康利平，高丽，等. 基于古代本草记载的不同产地艾叶中
棕矢车菊素和异泽兰黄素的含量研究. 中国中药杂志，2017，42（18）.

［92］黄显章，张元，王旭，等. 基于实验室制绒工艺比较不同产地艾叶
出绒率. 中国实验方剂学杂志，2018（21）.

［93］黄玉海，李军，崔莹雪，等. 艾烟对健康成年人血压，呼吸频率，
心率，心电，血氧饱和度的影响. 世界中医药，2014（6）.

［94］黄征宙，段培蓓，刘沈林. 蠲痹汤熏洗配合艾灸足三里治疗奥沙利
铂所致外周神经毒性 35 例. 河南中医，2016，36（10）.

［95］吉双，张予川，刁云鹏，等. 艾叶的化学成分. 沈阳药科大学学
报，2009，26（8）.

［96］纪薇，沈德凯，唐洁. 艾叶挥发油对兔耳痤疮模型的作用及其机制
的实验研究. 云南中医学院学报，2017，40（1）.

［97］季辉，王玲玲，周攀，等. 不同灸温对急性佐剂性关节炎大鼠血清
IL－1β，IL－2 及 TNF－α 含量的影响. 上海针灸杂志，2015，34（7）.

［98］贾翠娜，李雷勇，田岳凤，等. 隔药饼不同灸量对模型兔血细胞及
免疫球蛋白水平的影响. 中国中医药信息杂志，2017，24（4）.

[99] 贾曼，徐莲薇，张婷婷，等. 朱南孙教授灵活运用"补益肝肾，疏利冲任"法治疗女性不孕症医案撷华. 四川中医，2013（8）.

[100] 江丹，易筱，杨梅，等. 不同产地艾叶总黄酮含量比较. 中南民族大学学报：自然科学版，2009，28（1）.

[101] 姜文全，崔彩萍. 艾叶熏蒸用于母婴同室空气消毒. 西北药学杂志，2002，17（2）.

[102] 蒋涵，候安继，项志学，等. 蕲艾挥发油的毒理学研究. 中药药理与临床，2004，20（5）.

[103] 靳然，于密密，赵百孝，等. 电感耦合等离子质谱测定不同产地艾叶的微量元素研究. 环球中医药，2011，4（6）.

[104] 康明非，章海凤，付勇，等. 热敏灸治疗慢性前列腺炎不同灸量方案的临床疗效评价. 时珍国医国药，2015，26（1）.

[105] 况伟，刘志伟，张晨，等. 艾草抗氧化活性物质的提取分离. 中国食品添加剂，2015（6）.

[106] 兰蕾，常小荣. 艾烟的急性毒理试验. 2011 中国针灸学会年会，2012.

[107] 兰美兵，李啸红，江惠彩，等. 艾叶油对小鼠胚胎骨骼发育毒性影响的研究. 时珍国医国药，2011，22（3）.

[108] 兰美兵，余永莉，卢巍，等. 甘肃产艾叶挥发油的化学成分及遗传毒性研究. 中国实验方剂学杂志，2012（13）.

[109] 雷菲，沈文宾，崔云华，等. 艾灸肾俞穴对衰老大鼠行为学，皮质酮及糖皮质激素受体的影响. 针灸推拿医学：英文版，2016，14（4）.

[110] 李慧. 艾叶的药理研究进展及开发应用. 基层中药杂志，2002，16（3）.

[111] 李佳轩. 艾草抗氧化作用系列探究之体内实验. 中学生物教学，2019（6）.

[112] 李今庸. 经典理论指导下的临床治验（十六）：辨治妇产科疾病验案. 中医药通报，2017，16（2）.

[113] 李玲，吕磊，董昕，等. 应用 RRLC - TOFMS 技术快速鉴别中药艾叶中的化学成分. 药学实践杂志，2014，32（6）.

[114] 李瑞红, 蒋雪松. 艾条熏蒸空气消毒预防流感的临床观察. 中华医院感染学杂志, 2011, 21 (8).

[115] 李申林, 李飞, 燕炼钢, 等. 隔物灸对创伤性膝关节炎兔血清中 IL-1β、TNFα 的影响. 中医药临床杂志, 2011, 23 (1).

[116] 李万林, 钟姣姣. 正交优化微波辅助提取艾叶中总黄酮工艺条件研究. 广东饲料, 2014 (1).

[117] 李晓杰. 隔药饼灸治疗气滞血瘀型慢性盆腔炎患者的疗效. 医疗装备, 2018, 31 (6).

[118] 李晓娟, 孔立红, 孙国杰. 艾灸对小鼠活性巨噬细胞自噬作用的影响研究. 湖北中医杂志, 2014, 36 (5).

[119] 李炎强, 胡军, 张晓兵, 等. 艾叶及其烟气粒相物挥发性成分的分析. 烟草科技, 2005 (10).

[120] 李真真, 吕洁丽, 张来宾, 等. 艾叶的化学成分及药理作用研究进展. 国际药学研究杂志, 2016, 43 (6).

[121] 李卓东, 曹烈虎, 王思成, 等. 艾灸治疗膝骨性关节炎疗效与血清和关节液中透明质酸含量关系的临床研究. 中国中西医结合杂志, 2009, 29 (10).

[122] 李尊元, 李晓燕, 赵创, 等. 悬灸与直接灸治疗类风湿关节炎小鼠的对比研究. 针灸临床杂志, 2018 (9).

[123] 梁欢, 卢金清, 戴艺, 等. HS-SPME-GC-MS 结合化学计量法对不同产地艾叶药材挥发性成分的比较分析. 中国实验方剂学杂志, 2014, 20 (18).

[124] 梁茵. 自制艾灰加茶籽油调糊治疗失禁性皮炎的疗效观察. 实用临床护理学电子杂志, 2018, 3 (28).

[125] 林亚平, 易受乡, 彭宏, 等. 艾灸对急性胃黏膜损伤大鼠 HSP60, HSP70 表达的影响. 中国现代医学杂志, 2012, 22 (20).

[126] 刘红杰, 白杨, 洪燕龙, 等. 不同提取方法制备的艾叶挥发油化学成分分析与急性肝毒性比较. 中国中药杂志, 2010 (11).

[127] 刘江玲, 卢慕舜. 例服艾叶, 辣蓼草, 枫球子汤剂中毒的报告. 江西中医药, 1992, 23 (8).

［128］沈霞，张艳红，袁慧慧，等. 响应面分析法优化艾叶粗多糖提取工艺的研究. 中成药，2010（1）.

［129］刘美凤，周惠. 艾叶挥发油与燃烧烟雾的化学成分比较. 华南理工大学学报：自然科学版，2012，40（1）.

［130］刘密，常小荣，严洁，等. 艾灸对胃黏膜损伤大鼠胃黏膜表皮生长因子，转化生长因子－α及其受体的影响. 针刺研究，2011，36（6）.

［131］刘密，常小荣，严洁，等. 艾灸预处理对大鼠应激性胃黏膜损伤增殖修复相关因子的影响. 世界华人消化杂志，2012，20（1）.

［132］刘密，常小荣，易受乡，等. 艾灸对大鼠应激性胃黏膜损伤修复及 p－ERK1/2 蛋白表达的影响. 中华中医药杂志，2012，27（10）.

［133］刘密，雷毅军，潘思安，等. 艾灸预处理对大鼠应激性胃黏膜损伤中保护因子的调节作用. 中华中医药学刊，2015，33（9）.

［134］刘巍，刘萍，袁铭. 艾叶水提液的体外抗菌试验. 中国药师，2009（8）.

［135］刘先华，周安，刘碧山，等. 艾叶挥发油体内外抑菌作用的实验研究. 中国中医药信息杂志，2006，13（8）.

［136］刘延庆，戴小军，高鹏，等. 艾叶提取物抗肿瘤活性的体外实验研究. 中药材，2006，29（11）.

［137］刘益红，周建军，徐顶巧. 响应面分析法优化艾叶中绿原酸提取工艺. 食品工业科技，2012，33（9）.

［138］刘渝松，马善治，郭亮，等. 中医综合治疗优化方案治疗膝关节骨性关节炎 150 例临床观察. 实用中医药杂志，2012，28（1）.

［139］刘志勤，曹纬国，陶燕铎，等. 青海枸杞叶总黄酮含量的测定. 青海科技，2004（1）.

［140］卢静. 艾灸作用机制及安全性研究进展. 中国民间疗法，2019（13）.

［141］卢璐，符文彬，刘月，等. 艾灸对恶性肿瘤患者化疗前后生存质量影响的 Meta 分析. 医学研究生学报，2016，29（1）.

［142］罗英华，唐纯志，罗伟君. 艾灸背俞穴对慢性疲劳大鼠炎性应激的影响. 新中医，2012，44（8）.

［143］吕景山. 施今墨医案解读 3 则. 山西中医，2004，20（5）.

［144］马麟，韦炳华，胡黎. 野艾蒿的化学成分研究. 广州中医药大学学报，2012（4）.

［145］马珑，孙树椿，崔宏勋. 综合疗法治疗神经根型颈椎病 72 例疗效观察. 中医正骨，2010，22（11）.

［146］马烁，吴朝霞，张琦，等. 艾蒿中黄酮的提取纯化及抑菌实验. 中国食品添加剂，2011（2）.

［147］马文彬，刘旭光，覃勇，等. 艾灸对类风湿关节炎大鼠肿瘤坏死因子－α 昼夜节律的调控. 广东医学，2015，36（24）.

［148］马长注. 艾灸联合毫米波治疗仪对慢性支气管炎患者肺功能、炎症因子水平的影响. 齐齐哈尔医学院学报，2019，40（8）.

［149］马喆，张慧，王荃，等. 艾灸治疗炎症性肠病的古代文献与现代研究的思考及展望. 世界科学技术：中医药现代化，2016，18（12）.

［150］梅全喜，董普仁，王剑，等. 不同产地艾叶中挥发油和微量元素含量的比较. 中国中药杂志，1991，169（12）.

［151］梅全喜，高玉桥. 艾叶化学及药理研究进展. 中成药，2006，28（7）.

［152］梅全喜，高玉桥，董鹏鹏. 艾叶的毒性探讨及其研究进展. 中国药房，2016，27（16）.

［153］彭芬，易受乡，常小荣，等. 从脾虚证与物质代谢的关系探讨艾灸温补脾胃的作用. 中华中医药学刊，2011，29（6）.

［154］漆浩. "艾"与"艾灸"的历史沿革. 国医论坛，1989（1）.

［155］邱悦，施睿，余芝，等. 不同艾灸对大鼠血管舒缩功能调节与 TRPVlmRNA 关系的研究. 辽宁中医杂志，2016，43（9）.

［156］任继刚，雷枭，王大雪，等. 艾灸对实验性类风湿关节炎大鼠外周血炎症因子及滑膜组织膜型程序性细胞死亡配体 1 表达的影响. 河北中医，2019（4）.

［157］任伟光，林森森，李文涛，等. UPLCQ—TOF/MS 法研究艾叶抑制 EGFR 激酶的活性部位. 华西药学杂志，2013，28（6）.

［158］沈洁，沈梅红，李忠仁，等. 艾灸肾俞穴对绝经前后亚健康状态

女性性激素及 AMH 水平的影响. 中国针灸，2017（4）.

[159] 宋文涛，孙立立，戴衍鹏. 生艾叶及醋艾炭挥发油成分研究. 四川中医，2013，31（6）.

[160] 孙红祥. 一些中药及其挥发性成分抗霉菌活性研究. 中国中药杂志，1999，26（2）.

[161] 孙建，丁晓蕾，李群. 中日韩艾草利用比较研究. 中国农史，2015，34（5）.

[162] 孙蓉，冯群，黄伟，等. 基于镇痛作用的艾叶不同组分药效与毒副作用机制研究. 中药药理与临床，2013，29（6）.

[163] 孙蓉，王会，黄伟，等. 艾叶不同组分对小鼠急性毒性实验比较研究. 中国药物警戒，2010，7（7）.

[164] 孙彦辉，孙永辉，孙立虹，等. 温和灸对大鼠慢性难愈性创面组织修复微循环的影响. 针刺研究，2011，36（5）.

[165] 谭冰，严焕宁，黄锁义，等. 艾叶多糖的提取、含量测定及对羟自由基清除作用的研究. 中国执业药师，2012（3）.

[166] 谭杏，杨茜芸，林亚平. 艾灸足三里穴对衰老大鼠学习记忆及抗疲劳能力的影响. 中国老年学，2015，35（24）.

[167] 唐生安，孙亮，翟慧媛，等. 艾叶化学成分的研究. 天津医科大学学报，2011，17（4）.

[168] 唐照亮，宋小鸽，章复清，等. 艾灸治疗类风湿性关节炎抗炎免疫作用机理的研究. 针刺研究，2003，28（4）.

[169] 铁绍文. 艾灸防病治病探析. 中医研究，2019（9）.

[170] 万军梅，郭群，付杰. 艾叶油雾化吸入对大鼠的长期毒性研究. 亚太传统医药，2013，9（5）.

[171] 万丽娟，卢金清，郭胜男. 蕲艾挥发油气相色谱－质谱指纹图谱研究. 中国医院药学杂志，2016，36（23）.

[172] 陈芬荣，汪敏. 隔姜艾灸改善非小细胞肺癌化疗病人胃肠道毒副反应的疗效观察. 护理研究，2015，29（3）.

[173] 王炳森. 艾中毒. 中华内科杂志，1955，3（12）.

[174] 王丹丹，王频，张闻东. 保健灸法对实验性高脂血症大鼠 t－PA，

PAI - 1 的影响. 中医药临床杂志, 2014 (11).

[175] 王会, 黄伟, 迟雪洁, 等. 艾叶不同组分对小鼠镇痛及伴随毒副作用研究. 中国药物警戒, 2012, 9 (4).

[176] 王惠君, 王文泉, 卢诚, 等. 艾叶研究进展概述. 江苏农业科学, 2015, 43 (8).

[177] 王锦军, 黄兆文. 等度反相高压液相色谱法同时测定艾叶中四种黄酮化合物的含量. 分析试验室, 2008 (S1).

[178] 王锦军, 黄兆文, 李瑶瑶. 艾叶化学成分的研究. 药学服务与研究, 2008, 8 (6).

[179] 王玲玲. 艾灸的特点及温通效应. 南京国际中医药论坛暨亚洲针灸高层论坛, 2012.

[180] 王婷婷, 朱美玲, 张贵育, 等. 艾灸治疗神经根炎模型大鼠抗炎镇痛效应研究. 中国中医基础医学杂志, 2018 (12).

[181] 王晓梅, 黄艳, 王圆圆, 等. 艾灸对溃疡性结肠炎大鼠结肠 TLR4 和 TNF - α 蛋白及其 mRNA 表达影响的研究. 世界科学技术: 中医药现代化, 2016 (3).

[182] 王晓琴, 周成江, 张娜, 等. 野艾蒿化学成分研究. 中药材, 2011, 34 (2).

[183] 王晓燕. 隔药饼灸治疗慢性淋巴细胞性甲状腺炎. 中国针灸, 2003, 23 (1).

[184] 王耀帅, 王士超, 张建斌, 等. 不同灸法对高脂血症大鼠施灸局部 Cx43 表达的影响及与血脂调节的相关性. 时珍国医国药, 2012, 23 (6).

[185] 王一飞, 王巧利, 廖晓凤, 等. 一种玫瑰艾叶养颜茶及其制备方法. CN201610121340, 2016.

[186] 王一飞, 王巧利, 马婧, 等. 一种艾叶茶包及其制备方法和用途. CN201610111903.6, 2016.

[187] 王一飞, 杨学仁, 黄建香, 等. 一种艾叶凉茶及其制备方法. CN105533066A, 2016.

[188] 王宇卿, 耿榕徽, 张须学. 采用 UPLC - Q - TOF - MS/MS 技术分析宛艾化学成分. 中国医院药学杂志, 2018, 38 (5).

［189］王玉琴．艾条烟雾引起严重过敏反应 1 例．齐鲁护理杂志，1998（6）．

［190］韦良玉，赵利华，陈煌，等．艾炷灸对 D - 半乳糖衰老小鼠大脑组织抗氧化和学习记忆的影响．中华中医药杂志，2011，26（8）．

［191］魏海胜，吕丰，张令令，等．蕲艾化学成分研究．亚太传统医药，2013，9（2）．

［192］魏文坤，顾捷，张恒，等．不同浓度的艾烟环境对小鼠肺微循环的影响．成都中医药大学学报，2014，37（3）．

［193］吴崇明，屠呦呦．蒿属中药化学成分的研究（Ⅲ）：艾叶脂溶性成分的分离鉴定．中国中药杂志，1985，10（1）．

［194］吴怀恩，韦志英，朱小勇，等．超临界二氧化碳流体萃取法与水蒸气蒸馏法提取广西产五月艾挥发油化学成分．医药导报，2009，28（5）．

［195］吴佳丽，王永丽，刘伟，等．HPLC 法同时测定艾叶中 7 种成分．中成药，2017，39（9）．

［196］吴娜，孙智达．艾蒿黄酮体外抗氧化活性及对 DNA 氧化损伤的保护研究．食品科学，2008，29（10）．

［197］吴生兵，曹健，汪天明，等．艾叶挥发油抗真菌及抗带状疱疹病毒的实验研究．安徽中医药大学学报，2015，34（6）．

［198］吴晓，景中坤，陈洋，等．卯时、酉时艾灸对实验性 RA 大鼠 IL - 1β、IL - 6 血清含量的影响．时珍国医国药，2018，29（11）．

［199］吴中朝，王玲玲，徐兰凤，等．保健灸对自由基的影响．针灸临床杂志，1996（2）．

［200］伍镝，李鹏，周铭心．周铭心教授治疗痛症方剂配伍特色．四川中医，2014（2）．

［201］夏循礼，梁永红，马彩朝．艾叶陈化前后挥发油成分种类及含量变化研究．江西中医药，2014（6）．

［202］夏勇，夏鸣喆，李艺，等．隔附子饼灸关元，命门为主对桥本甲状腺炎患者甲状腺功能的影响．中国针灸，2012，32（2）．

［203］向娟，陈果，欧阳里知，等．艾灸"足三里"对胃黏膜损伤大鼠内源性保护因子含量及相关蛋白表达的影响．北京中医药大学学报，2016（5）．

［204］肖明良，杨晓忱，钟润琪，等. 艾灸对亚急性衰老小鼠脑细胞端粒长度影响的实验研究. 北京中医药，2013（1）.

［205］肖宇硕，卢金清，孟佳敏，等. 气质联用法对蕲艾及不同产地艾叶中挥发油成分分析比较. 中国药师，2018，21（3）.

［206］谢华，刘密，常小荣，等. 不同施灸时间对脾胃虚寒型浅表性胃炎临床疗效的观察. 针刺研究，2012，37（4）.

［207］熊曼萍. 超声波－酶法提取艾叶多糖的条件研究. 食品工业科技，2012（9）.

［208］徐兰凤，王玲玲. 保健灸对中老年人血浆超氧化物歧化酶和过氧化脂质的影响. 中国针灸，1996，16（4）.

［209］徐云浩，赵博. 吲哚美辛联合艾叶挥发油对 RA 类风湿关节炎兔子模型的白介素－1 与肿瘤坏死因子－α 表达的影响. 世界最新医学信息文摘，2018，18（43）.

［210］许俊洁，卢金清，郭胜男. 蕲艾挥发油的化学成分及其体外抗氧化活性研究. 中国医院药学杂志，2017，37（1）.

［211］许文学，杨建宇，李杨，等. 中医治疗癌前病变专题讲座（十）：宫颈炎. 中国中医药现代远程教育，2012，10（12）.

［212］许文学，杨建宇，李杨，等. 中医治疗癌前病变专题讲座（十五）：黏膜白斑. 中国中医药现代远程教育，2012，10（17）.

［213］许晓蓓，王威，卜维静，等. 艾灸预处理防治大鼠应激性胃黏膜损伤作用研究. 辽宁中医药大学学报，2018，20（2）.

［214］闫军堂，刘晓倩. 论仲景对妇人腹痛的临床辨治. 广州中医药大学学报，2011，28（3）.

［215］杨崇仁，王一飞，鲁元学，等. 一种含有艾叶提取物的咀嚼片. CN105168756A，2015.

［216］杨华元，肖元春，刘堂义，等. 隔物灸的近红外光谱辐射特性测定. 上海针灸杂志，2003，22（9）.

［217］杨梅. 艾叶燃烧产物化学成分的分析. 中国针灸，2009（S1）.

［218］杨梅，江丹，易筱，等. 艾叶燃烧物清除自由基作用的观察. 中国针灸，2009（7）.

[219] 杨筝. 艾灸温通疗法结合运动疗法治疗膝关节骨性关节炎疗效观察. 家庭医药. 就医选药, 2018, (10).

[220] 杨宗保, 王晨光, 陈娇龙, 等. 艾灸对慢性萎缩性胃炎癌前病变大鼠胃黏膜细胞增殖因子的影响. 中国针灸, 2015, 35 (12).

[221] 叶春枚, 吕燊, 高建芳, 等. 艾熏治愈54例手指骨髓炎临床观察与实验研究. 上海针灸杂志, 1988 (2).

[222] 尹美珍, 胡岗, 李仲娟, 等. 艾叶多糖对小鼠腹腔巨噬细胞内酶活性的影响. 时珍国医国药, 2013, 24 (9).

[223] 尹美珍, 胡岗, 苏振宏, 等. 艾叶多糖 I 型糖尿病小鼠的降血糖作用. 时珍国医国药, 2015, 26 (9).

[224] 尹美珍, 阮启刚, 余桂朋, 等. 艾叶多糖对体外培养巨噬细胞吞噬功能的影响. 时珍国医国药, 2012, 23 (1).

[225] 尹美珍, 王静晖, 陈敬钦, 等. 艾叶粗提物的分离提取及其抗肝癌活性组分筛选. 黄石理工学院学报, 2010, 26 (5).

[226] 尹美珍, 张倩, 王静晖, 等. 艾叶水溶性部位及其分离组分的抑菌活性研究. 黄石理工学院学报, (5).

[227] 游思湘, 何湘蓉, 隆雪明, 等. 艾叶挥发油体外抗菌作用研究. 中兽医医药杂志, 2011 (8).

[228] 余曙光, 尹海燕, 罗玲, 等. 穴位局部分子靶点与艾灸作用机理. 成都中医药大学学报, 2015, 38 (4).

[229] 喻昕, 尹美珍, 王静晖, 等. 艾叶多糖的直接及免疫协同抗肿瘤作用. 湖北理工学院学报, 2014, 30 (3).

[230] 袁慧慧, 殷日祥, 陆冬英, 等. 艾叶提取工艺及抗氧化活性的研究. 华东理工大学学报: 自然科学版, 2005, 31 (6).

[231] 袁卫华, 蔡圣朝. 艾灸对缺血性脑血管病炎性细胞因子的影响. 中医药临床杂志, 2011, 23 (7).

[232] 袁艳娟. 益肾化瘀汤联合穴位艾灸治疗老年 2 型糖尿病临床研究. 亚太传统医药, 2015, 11 (20).

[233] 岳瑾, 周春江, 杨建国, 等. 我国艾蒿的种植与开发利用现状. 农业科技通讯, 2018 (9).

［234］张传英，蔡荣林，唐照亮．艾灸对类风湿性关节炎大鼠炎症因子和滑膜细胞凋亡的影响．北京中医药大学学报，2014，37（3）．

［235］张国山，兰蕾，刘密，等．艾烟对正常 SD 大鼠活动、饮食及体质量的影响．湖南中医杂志，2013（4）．

［236］张国山，刘密，章海凤，等．艾灸温通、温补效应之间的关系．时珍国医国药，2013（10）．

［237］张霁，吴丽洁，李志元，等．艾灸对克罗恩病大鼠结肠 c－Jun 氨基末端激酶信号通路的影响．世界科学技术：中医药现代化，2018（9）．

［238］张建斌，王玲玲，吴焕淦，等．艾灸温通温补概念的内涵分析．中国针灸，2012，32（11）．

［239］张婕，李美萍，张生万．顶空固相微萃取－GC/MS 分析艾叶燃烧前后易挥发性成分．山西农业科学，2017（10）．

［240］张曼，杨骏，王萍，等．化瘀通络灸法对 VD 大鼠血管内皮细胞增殖迁移变化的影响．上海针灸杂志，2017，36（4）．

［241］张萌，陈士林．中药化妆品的研发现况与发展前景．中国中药杂志，2007，32（23）．

［242］张鹏，谢培镇，杨卓鸿，等．艾叶油作为天然抗菌剂的研究进展．广东化工，2015（8）．

［243］张枢，王宇，张宇．艾叶挥发油治疗大鼠变应性鼻炎的实验研究．中国免疫学杂志，2011，27（9）．

［244］张天生．艾灸疗法中的几个热学问题．河南中医，1988，8（6）．

［245］张田宁，吴生兵，朱咏梅，等．试析艾灸的质与量．中华中医药杂志，2018（11）．

［246］张伟，熊俊．热敏灸大椎穴对哮喘大鼠神经源性炎症的影响．时珍国医国药，2015，26（3）．

［247］张小俊，赵志鸿，王桂芳，等．顶空固相微萃取与其他方法提取艾叶挥发性成分比较．中国医药导报，2015，12（9）．

［248］张元，康利平，郭兰萍，等．艾叶的本草考证和应用研究进展．上海针灸杂志，2017，36（3）．

［249］张元，康利平，詹志来，等．不同采收时间对艾叶挥发油及其挥发

性主成分与毒性成分变化的影响. 世界科学技术: 中医药现代化, 2016 (3).

[250] 张袁森, 张琳, 倪娜, 等. 艾叶的体外凝血作用实验研究. 天津中医药, 2010, 27 (2).

[251] 赵彩娇, 李娴, 覃永贞, 等. 艾灸足三里对衰老模型豚鼠血清 SOD 及肝肾组织基因表达的影响. 时珍国医国药, 2016, 27 (10).

[252] 赵蔡斌, 郭小华, 孙妩娟, 等. 微波辅助艾叶多糖的热水浸提工艺研究. 化学工程师, 2011, 25 (9).

[253] 赵飞, 史彬林, 佟满满, 等. 艾蒿水提物对肉仔鸡肝和胸肌抗氧化指标的影响. 饲料研究, 2016 (14).

[254] 赵桂芝, 王绪平, 俞忠明, 等. 艾叶挥发油对耳肿胀急性炎症模型小鼠的抗炎作用研究. 浙江中医杂志, 2016 (4).

[255] 赵红梅, 李小敏, 关丽婵, 等. 爱婴病房艾条熏蒸对 HBsAg 灭活效果的研究. 中华护理杂志, 2000 (1).

[256] 赵红梅, 李小敏, 关丽婵, 等. 爱婴病房艾条熏蒸消毒的剂量和间隔时间临床观察. 南方护理学报, 2001, 8 (3).

[257] 赵莉, 武娟, 万定荣, 等. 汤阴艾叶品质研究. 亚太传统医药, 2019 (6).

[258] 赵宁, 辛毅, 张翠丽, 等. 艾叶提取物对细菌性皮肤致病菌的抑制作用. 中药材, 2008 (1).

[259] 赵文海, 刘柏龄. 中药熏洗法治疗软组织损伤的临床观察. 中国农村医学, 1992 (6).

[260] 赵志鸿, 侯迎迎, 郑立运, 等. 艾叶乙酸乙酯提取物对 HBV 的抑制作用. 郑州大学学报: 医学版, 2013 (6).

[261] 赵志鸿, 吴芳, 郑立运, 等. 艾叶提取物的化学成分及抗 HBV 活性分析. 中国实验方剂学杂志, 2016, 22 (9).

[262] 周倩, 孙立立, 江波, 等. RP - HPLC 法同时测定艾叶及其炮制品中棕矢车菊素和异泽兰黄素的含量. 中国药房, 2013, 24 (47).

[263] 周倩, 孙立立, 于凤蕊. 醋艾叶饮片 HPLC 指纹图谱研究暨异泽兰黄素和棕矢车菊素含量测定. 齐鲁药事, 2012, 31 (4).

[264] 周燕芳, 丁利君. 超声波辅助提取艾叶黄酮的工艺研究. 食品与

机械，2006，22（4）．

[265] 朱中贵，蔡光明，张卓勇，等. 大孔树脂纯化艾叶总黄酮的研究.
解放军药学学报，2009（1）．

[266] 吕沛宛，王赛男，唐祖宣. 艾灸早期介入防治新型冠状病毒肺炎
可行性分析. 中医学报，2020，35（3）．

[267] 唐希文，杨莉，侯昱. 温和艾灸治疗寒湿痹阻型类风湿关节炎的
疗效及对免疫学的影响. 世界中医药，2019，14（2）．

[268] 黎威，张邵宁. 温和艾灸寒湿痹阻型类风湿关节炎的疗效和对免
疫学的影响. 中国医学创新，2019（24）．

[269] 董继鹏，王健，刘颖，等. 从免疫损伤机制探讨灸法治疗艾滋病
的可行性. 中国中医基础医学杂志，2019，25（11）．

[270] 唐玉芝，白玉，王越月，等. 艾灸影响 RA 患者的 NIK/NF－κB/
VEGF 通路及抗炎镇痛作用的机制研究. 时珍国医国药，2019，30（9）．

[271] 郭诗琪，和蕊，姚琴，等. 艾灸疗法在免疫相关疾病中的应用概
况. 中国医药导报，2020（25）．

[272] 赵彦，宋林萱. 艾灸对佐剂性类风湿关节炎大鼠模型 VEGF 表达
的影响. 解剖科学进展，2020，26（1）．

[273] 钟蕊，翁志军，赵继梦，等. 艾灸治疗溃疡性结肠炎效应机制研
究进展. 世界中医药，2020，15（15）．

[274] 陆文婷，罗小超，尚娅男，等. 艾灸对类风湿关节炎模型动物血
清细胞因子干预作用的系统评价与 Meta 分析. 针刺研究，2020，45（9）．

[275] 林玉敏，江钢辉，李瑜欣，等. 艾灸"气海穴"和"关元穴"对慢
性疲劳模型大鼠的行为学及免疫系统的影响. 上海中医药杂志，2017，51（6）．

[276] 赵怡坤，朱田田，赵中亭，等. 艾灸对类风湿关节炎免疫功能调
节的机制研究进展. 中国中医药信息杂志，2017，24（6）．

[277] 陆文婷，罗小超，尚娅男，等. 艾灸对类风湿关节炎模型动物血
清细胞因子干预作用的系统评价与 Meta 分析. 针刺研究，2020，45（9）．

[278] 王华，张鲁滨，张雪冰，等. 艾叶水提液增强家兔抗大肠杆菌免
疫的研究. 畜牧兽医学报，2019，50（11）．

[279] 郑昆，钟肖飞，张华. 艾叶挥发油类成分及其药理作用的研究进

展. 中国实验方剂学杂志，2020，26（18）.

［280］银艳桃，王建超，菅若含，等. 中药挥发油预防新型冠状病毒肺炎刍议. 医学争鸣，2020，11（4）.

［281］罗旋，胡昌猛，沈远娟，等. 艾叶多糖对小鼠免疫功能影响的研究. 大理大学学报，2016，1（2）.

［282］王华，张鲁滨，张雪冰，等. 艾叶水提液增强家兔抗大肠杆菌免疫的研究. 畜牧兽医学报，2019，50（11）.

［283］蔡虹，邬继红，赵百孝，等. 艾烟冷凝物对大鼠肺泡巨噬细胞NR8383 活性和吞噬功能的影响. 北京中医药大学学报，2013，36（7）.

［284］曹仁烈，孙在原，王仲德. 中药水浸剂在试管内抗皮肤真菌的观察. 中华皮肤科杂志，1957，5（4）.

［285］陈开慧，李仁保，李凯，等. 艾灸治疗类风湿关节炎的临床效果及其对血 IL－6，CRP 水平的研究. 中药药理与临床，2015（1）.

［286］甘昌胜，尹彬彬，张靖华，等. 艾叶精油蒸馏制取对相应水提液活性成分的影响及其抑菌性能比较. 食品与生物技术学报，2015，34（12）.

［287］姜夏薇，申华，郑秀峰，等. 艾灸与穴位敷贴联合西药治疗类风湿关节炎 56 例临床观察. 中医药导报，2015，21（21）.

［288］贾杰，王江宏，郭学军，等. 药物灸对 RA 大鼠红细胞免疫功能的影响. 上海针灸杂志，2002，23（3）.

［289］刘静稳. 艾灸温通疗法结合运动疗法治疗膝关节骨性关节炎疗效观察. 实用中医药杂志，2018，34（1）.

［290］孙红祥. 一些中药及其挥发性成分抗霉菌活性研究. 中国中药杂志，2001，26（2）.

［291］谭冰，严焕宁，黄锁义，等. 艾叶多糖的提取、含量测定及对羟自由基清除作用的研究. 中国执业药师，2012，9（3）.

［292］王庆雷，路聚更，李中堂，等. 艾灸结合中医药辨证论治对艾滋病中 CD4 的影响. 中医药导报，2012，18（6）.

［293］徐凤荣. 隔药饼灸治疗慢性盆腔炎. 中国针灸，2011，31（7）.

［294］徐兰凤，王玲玲，吴中朝，等. 保健灸对老年人免疫功能的影响. 中国针灸，1994，3（24）.

［295］余桂朋，尹美珍，黄志，等. 艾叶多糖对小鼠腹腔巨噬细胞吞噬功能及 NO 生成的影响. 湖北理工学院学报，2012（5）.

［296］于晓，戴衍朋，周倩，等. 一测多评法测定艾叶中 6 个有机酸类成分的含量. 药物分析杂志，2016（12）.

［297］赵桂芝，王绪平，俞忠明，等. 艾叶挥发油对耳肿胀急性炎症模型小鼠的抗炎作用研究. 浙江中医杂志，2016，541（4）.

［298］赵利华，文建军. 艾炷灸足三里悬钟对衰老小鼠学习记忆及脑 NONOS 的影响. 辽宁中医药大学学报，2008，10（9）.

［299］赵利华，韦良玉，陈煌，等. 艾灸对 D－半乳糖衰老小鼠学习记忆、大脑组织 NOS/NO－cGMP 信号系统及 c－fosmRNA 的影响. 时珍国医国药，2012，31（3）.

［300］周燕，余陈欢，曹迪，等. 中医药防治艾滋病的研究进展. 中华现代中西医杂志，2004，2（1）.

［301］周立华，唐英，卢依平，等. 艾灸法治疗艾滋病脾气虚腹泻的临床研究. 上海针灸杂志，2008，27（5）.

［302］赵宁，辛毅，张翠丽，等. 艾叶提取物对细菌性皮肤致病菌的抑制作用. 中药材，2008（1）.

［303］杨柳，江浩，王丽芳，等. 新型温控灸器具的研制与应用. 中国针灸，2015，35（7）.

［304］沈翠翠，姜劲峰. 新型可控升降除烟艾灸盒的研制及推广. 上海针灸杂志，2015，34（3）.

［305］麦海芬. DAJ－23 型多功能艾灸仪与传统艾灸盒在临床上运用的比较. 医学信息，2013（13）.

［306］黄畅，赵百孝. 新型艾药磁灸器（百笑灸）的工作原理及特点. 上海针灸杂志，2015，34（2）.

［307］庞怡，江勇辉，夏勇，等. 智能中医灸疗床的设计和应用. 上海针灸杂志，2018，37（1）.

［308］张兰凤，王琴，陈文琪，等. 一种专用于 PICC 置管患者的上臂循经艾灸器制作与应用. 中国医疗设备，2017，32（7）.

［309］罗海丽，陈秀华. 新型耳部艾灸箱的设计与应用. 护士进修杂志，

2016，31（23）.

［310］高希言，史智君. 多功能艾灸椅的设计与应用. 上海针灸杂志，2016，35（2）.

［311］杨红菊，于庆海. 艾叶挥发油对速发型［Ⅰ型］变态反应的作用研究. 沈阳医学院学报，1995，（2）.

［312］刘军海，黄宝旭，蒋德超. 响应面分析法优化艾叶多糖提取工艺研究. 食品科学，2009（2）.

［313］郭燕，钱宝延. 艾灸治疗艾滋病腹泻 60 例临床观察. 中医学报，2005，23（1）.

［314］吴子建，王斌，段文秀，等. 顶空进样—气相色谱—质谱联用法检测 3 年陈艾条燃烧产物中挥发性成分. 安徽中医药大学学报，2017，36（2）.

二、英文参考文献

［1］ABU – NIAAJ L, ABU – ZARGA M, ABDALLA S. Isolation and inhibitory effects of eupatilin, a flavone isolated from Artemisia monosperma Del. , on rat isolated smooth muscle. International journal of pharmacognosy, 1996, 34（2）.

［2］ALKHATEEB H, BONEN A. Thujone, a component of medicinal herbs, rescues palmitate-induced insulin resistance in skeletal muscle. American Journal of Physiology-Regulatory, Integrative and Comparative Physiology, 2010, 299（3）.

［3］BAO X, YUAN H, WANG C, et al. Antitumor and immunomodulatory activities of a polysaccharide from Artemisia argyi. Carbohydrate polymers, 2013, 98（1）.

［4］BRIGANTI S, CAMERA E, PICARDO M. Chemical and instrumental approaches to treat hyperpigmentation. Pigment cell research, 2003, 16（2）.

［5］CHEN L – L, ZHANG H – J, CHAO J, et al. Essential oil of Artemisia argyi suppresses inflammatory responses by inhibiting JAK/STATs activation. Journal of ethnopharmacology, 2017（204）.

［6］CHOI S – C, CHOI E – J, OH H – M, et al. DA – 9601, a standardized extract of Artemisia asiatica, blocks TNF – α – induced IL – 8 and CCL20 production by inhibiting p38 kinase and NF – κB pathways in human gastric epithelial cells. World journal of gastroenterology: WJG, 2006, 12 (30).

[7] EKER S, KOLOREN O. Genetic diversity of Artemisia species in the Black Sea of Turkey. Feb-fresenius environmental bulletin, 2016.

[8] GE Y – B, WANG Z – G, XIONG Y, et al. Anti-inflammatory and blood stasis activities of essential oil extracted from Artemisia argyi leaf in animals. Journal of natural medicines, 2016, 70 (3).

[9] GIANGASPERO A, PONTI C, POLLASTRO F, et al. Topical anti-inflammatory activity of Eupatilin, a lipophilic flavonoid from mountain wormwood (Artemisia umbelliformis Lam.). Journal of agricultural and food chemistry, 2009, 57 (17).

[10] HA H, LEE H, SEO C S, et al. Artemisia capillaris inhibits atopic dermatitis-like skin lesions in Dermatophagoides farinae-sensitized Nc/Nga mice. BMC complementary and alternative medicine, 2014, 14 (1).

[11] HE R, HAN L, LIU P, et al. Lung function decline after 24 weeks of moxa smoke exposure in rats. Evidence-Based Complementary and Alternative Medicine, 2019.

[12] HUANG H C, WANG H F, YIH K H, et al. Dual Bioactivities of Essential Oil Extracted from the Leaves of Artemisia argyi as an Antimelanogenic versus Antioxidant Agent and Chemical Composition Analysis by GC/MS. International Journal of Molecular Sciences, 2012, 13 (12).

[13] JEONG M A, LEE K W, YOON D Y, et al. Jaceosidin, a pharmacologically active flavone derived from Artemisia argyi, inhibits phorbol-ester-induced upregulation of COX – 2 and MMP – 9 by blocking phosphorylation of ERK – 1 and – 2 in cultured human mammary epithelial cells. Annals of the New York Academy of Sciences, 2007, 1095 (1).

[14] JUNG Y, KIM J – C, PARK N – J, et al. Eupatilin, an activator of PPARα, inhibits the development of oxazolone-induced atopic dermatitis symptoms in Balb/c mice. Biochemical and biophysical research communications, 2018, 496 (2).

［15］ KIM J, KIM Y, YI H, et al. Eupatilin ameliorates collagen induced arthritis. Journal of Korean medical science, 2015, 30 (3).

［16］ KIM J－Y, LEE M S, BEAK J M, et al. Massive elimination of multinucleated osteoclasts by eupatilin is due to dual inhibition of transcription and cytoskeletal rearrangement. Bone reports, 2015 (3).

［17］ KIM M－S, LEE E－J, KIM H－R C, et al. P38 kinase is a key signaling molecule for H-Ras-induced cell motility and invasive phenotype in human breast epithelial cells. Cancer research, 2003, 63 (17).

［18］ LEE H－G, YU K－A, OH W－K, et al. Inhibitory effect of jaceosidin isolated from Artemisia argyi on the function of E6 and E7 oncoproteins of HPV 16. Journal of ethnopharmacology, 2005, 98 (3).

［19］ LEE J, YOON S W. Efficacy and safety of moxibustion for relieving pain in patients with metastatic cancer: a pilot, randomized, single-blind, sham-controlled trial, 2013, 13 (3).

［20］ LI S, ZHOU S, YANG W, et al. Gastro-protective effect of edible plant Artemisia argyi in ethanol-induced rats via normalizing inflammatory responses and oxidative stress. Journal of ethnopharmacology, 2018 (214).

［21］ LIU J－h, HUANG B－X, JIANG D－C. Optimization of extraction technique of polysaccharides from argy wormwood leaves via Response Surface Methodology (RSM). Food science, 2009 (2).

［22］ LIU L, ZUO W, LI F. Dietary addition of Artemisia argyi reduces diarrhea and modulates the gut immune function without affecting growth performances of rabbits after weaning. Journal of animal science, 2019, 97 (4).

［23］ LV J L, DUAN J A, SHEN B, et al. Caffeic acid esters from Artemisia argyiand their antioxidant activities. Chemistry of natural compounds, 2013, 49 (1).

［24］ MATSUMOTO T, KATAI S, NAMIKI T. Safety of smoke generated by Japanese moxa upon combustion. European journal of integrative medicine, 2016, 8 (4).

［25］ MOSCATELLI V, HNATYSZYN O, ACEVEDO C, et al. Flavonoids from Artemisia copa with anti-inflammatory activity. Planta medica, 2006, 72 (1).

[26] NAM Y, CHOI M, HWANG H, et al. Natural flavone jaceosidin is a neuroinflammation inhibitor. Phytotherapy research, 2013, 27 (3).

[27] NIKOLI Ć B, MITI Ć – Ć ULAFI Ć D, VUKOVI Ć – GA Č I Ć B, et al. Modulation of genotoxity and DNA repaired by plant monoterpenes camphor, eucalyptol and thujone in Escherichia coli and mammalian cells. Food and chemical toxicology, 2011, 49 (9).

[28] PELKONEN O, ABASS K, WIESNER J. Thujone and thujone-containing herbal medicinal and botanical products: Toxicological assessment. Regulatory toxicology and pharmacology, 2013, 65 (1).

[29] PELZER L E, GUARDIA T, JUAREZ A O, et al. Acute and chronic antiinflammatory effects of plant flavonoids. Farmaco, 1998, 53 (6).

[30] Rendon M I, GAVIRIA J I. Review of skin-lightening agents. Dermatologic surgery, 2005 (31).

[31] SAPKOTA A, GAIRE B P, CHO K S, et al. Eupatilin exerts neuroprotective effects in mice with transient focal cerebral ischemia by reducing microglial activation. Plos one, 2017, 12 (2).

[32] SARATH V J, SO C – S, WON Y D, et al. Artemisia princeps var orientalis induces apoptosis in human breast cancer MCF – 7 cells. Anticancer research, 2007, 27 (6B).

[33] SEO H – J, SURH Y – J. Eupatilin, a pharmacologically active flavone derived from Artemisia plants, induces apoptosis in human promyelocytic leukemia cells. Mutation research/genetic toxicology and environmental mutagenesis, 2001, 496 (1 – 2).

[34] SEO J – M, KANG H – M, SON K – H, et al. Antitumor activity of flavones isolated from Artemisia argyi. Planta medica, 2003, 69 (3).

[35] SHIN N – R, RYU H – W, KO J – W et al. Artemisia argyi attenuates airway inflammation in ovalbumin – induced asthmatic animals. Journal of ethnopharmacology, 2017 (209).

[36] SIVEEN K, KUTTAN G. Augmentation of humoral and cell mediated

immune responses by Thujone. International immunopharmacology, 2011, 11 (12).

[37] SIVEEN K S, KUTTAN G. Thujone inhibits lung metastasis induced by B16F – 10 melanoma cells in C57BL/6 mice. Canadian journal of physiology and pharmacology, 2011, 89 (10).

[38] SUN Y, BAO Y. Study on antimicrobial activities of polysaccharides from Artemisia argyi and its stability. Journal of food science and biotechnology, 2017 (9).

[39] TAN R, JIA Z. Eudesmanolides and other constituents from Artemisia argyi. Planta medica, 1992, 58 (4).

[40] WANG C C, LI L, TANG L Y, et al. Safety evaluation of commonly used Chinese herbal medicines during pregnancy in mice. Human reproduction, 2012, 27 (8).

[41] WENQIANG G, SHUFEN L, RUIXIANG Y, et al. Comparison of composition and antifungal activity of Artemisia argyi Levl. et Vant inflorescence essential oil extracted by hydrodistillation and supercritical carbon dioxide. Natural product research, 2006, 20 (11).

[42] ZENG K – W, WANG S, DONG S, et al. Sesquiterpene dimer (DSF – 52) from Artemisia argyi inhibits microglia – mediated neuroinflammation via suppression of NF – κB, JNK/p38 MAPKs and Jak2/Stat3 signaling pathways. Phytomedicine, 2014, 21 (3).

[43] ZHANG F, WANG F, XIAO L, et al. Inhibitory activity of ethanol extract from Artemisia argyi on a clinical isolate of Staphylococcus aureus. Chinese medicine, 2014, 5 (4).

[44] ZHANG X – W, WANG S, TU P – F, et al. Sesquiterpene lactone from Artemisia argyi induces gastric carcinoma cell apoptosis via activating NADPH oxidase/reactive oxygen species/mitochondrial pathway. European journal of pharmacology, 2018 (837).

[45] ZHAO C, WANG X – M, WANG J – H, et al. Effect of moxibustion on the expressions of protein KGF – 1, KGF – 2 and IL -- 6 in colon of rats with ulcerative colitis. Journal of acupuncture & tuina science, 2012, 10 (3).

[46] ZHAN G F, WANG F, LIANG X, et al. Inhibitory activity of ethanol extract from artemisia argyi on a clinical isolate of staphylococcus aureus. Chinese-medicine, 2014, 5 (4).

[47] GUO Q, JIN S, XIAO J, et al. Inhibition of quorum sensing-associated virulence factors in Pseudomonas aeruginosa PAO1 by Folium artemisiae argyi extract. Journal of pure and applied microbiology, 2013, 7 (1).

[48] BAO X L, YUAN H H, WANG C Z, et al. Antitumor and immunomodulatory activities of a polysaccharide from Artemisia argyi. Carbohydr Polym, 2013, 98 (1).

后 记

2017 年 7 月 1 日，《中华人民共和国中医药法》正式颁布实施，标志着中医药事业发展迈入了法治化轨道。2019 年 10 月 20 日，中共中央、国务院印发了《关于促进中医药传承创新发展的意见》，提出协同推进中医药事业和产业融合高质量发展的要求。

中药的品质标准是中医药健康发展的物质基础和保证，道地药材是中医药防病治病的中坚力量，是中医发挥疗效的重要保障，在民间和中医临床均享有较高声誉。积极开展道地药材的研究、应用与产业发展，对于推动道地药材防治疾病、养生保健，促进中医药传承创新发展具有重要意义。本书介绍的就是历史上最早记录的艾草道地药材、位居中国四大名艾之首的汤阴北艾。

艾草是中国传统的民俗用药，古代中国人民在几千年以艾"驱邪避秽"的实践中逐步形成了熏艾烟、洗艾澡、饮艾酒、食艾糕等民俗应用，对于防治"邪气"（细菌和病毒）导致的瘟疫流行起到了有效作用，民间也掀起施艾灸、熏艾烟抗疫热潮。2020 年，在抗击新型冠状病毒肺炎疫情中，中医药表现突出、疗效显著，中医诊疗方案和"三药三方"再一次证明了中医药在突发重大卫生事件中所起的不可或缺的作用。

汤阴北艾作为最早的艾草道地药材、"地理标志保护产品"，有必要进行现代化研究和开发。笔者所在的广州暨南生物医药研究开发基地为"国家中药现代化工程研究中心艾草分中心"，长期从事艾草的现代化应用基础研究。我们的团队与相关单位及团队合作，在自己研究成果的基础上，全面收集古今文献，编写了《汤阴北艾的研究开发与应用》一书。该书围绕汤阴北艾的历史文化传承，立足继承和创新发展，全面论述了汤阴北艾的历史沿革、现代化种植管理、生物活性成分与现代加工技术、现代药理研究以及现代新产品的开发与应用。相信该书的出版，将为艾草种植的科学化、标准化、规模化、集约化提供理论依据；对艾草精深加工相关新技术、新产品的研究、开发与应用亦具有重要指导意义。这就有助于全面推动艾草产业种植、加工、高新技术产品开发及文旅康养服务规范化等全链条产业体系升级，从而实现协同推进中医药事业和产业融合高质量发展。

在本书编写过程中，汤阴县人民政府、汤阴县医药产业发展服务中心、汤阴县伏道镇人民政府提供了大力支持；安阳市农业环境监测站李永革，汤阴县产品质量检验检测中心梁斌、翟淼也提供了大量帮助；汤阴县总工会王计亮为本书提供了部分图片。令我们特别感动的是著名经济学家任玉岭先生和国医大师韦贵康教授为本书写序，任玉岭先生还为本书出版题写书名。在此一并衷心致谢！

本书难免存在考虑不周或疏漏之处，敬请广大读者批评指正。

王一飞

2021 年 3 月 23 日